発達障害を考える
心をつなぐ

お茶の水女子大学名誉教授
榊原洋一 著

よくわかる

ADHDの

子どもの

ペアレンティング

落ち着きのない子を
自信をもって育てるために

ナツメ社

「ペアレンティング」は、
親が家庭で実践できる有効な「治療」

　小児科医になって約半世紀が経過しました。私はそのキャリアの後ろ半分を、日本の社会で十分に認知されていないADHDなどの発達障害を、多くの人に知ってもらう啓発活動に傾注してきました。いまでは発達障害ということばはしっかり社会に定着し、むしろ発達障害と過剰に診断してしまう傾向が出てきています。

　ADHDについては、かつては批判する人もいた薬による治療も、学術的にその有効性や安全性が確認され、広く受け入れられてきています。ADHDだけに限っても、私の外来で200人以上の子どもや大人が薬による治療を受け、良い結果が出ています。薬による治療は、ADHDの特徴的な行動である不注意や多動、あるいは衝動性を改善します。

　しかし、それだけで子どもの家庭内や学校での行動による困難がなくなるわけではありません。

　私の外来に来る保護者に、家庭内や学校でのお子さんのようすを聞くと、薬で改善はしたが、それでもまだ、さまざまな解決しなければならない課題があるということがわかります。

　アメリカでは、ADHDの治療として「薬」が良いのか、あるいは「行動療法などの家庭や学校での働きかけ」が良いのかを全国規模で調査をし、次のような結論が出ています。それは、「薬による治療は有効だが、同時に、家庭や学校での環境調整や働きかけにも十分効果がある」ということです。

そして、その「行動療法などの家庭や学校での働きかけ」こそが、本書の主題である「ペアレンティング」なのです。

　ペアレンティングは、保護者が家庭や地域社会のなかで子どもに働きかける方法で、医療機関などで保護者にペアレンティングの理論と実践方法を学んでもらうプログラムは「ペアレントトレーニング」と呼ばれています。

　このペアレントトレーニングについては、日本でもよく知られるようになってきましたが、大きな医療機関などの限られた場所以外では行われておらず、受講するのはなかなか困難です。私も小さな診療所で、一人で外来を行っているため、私が診ている子どもの保護者に、ペアレントトレーニングの講義を行えないことに忸怩たる思いでいました。そこで思いついたのが、ペアレントトレーニングを受講できない保護者の方に、ペアレンティングを自習していただけるわかりやすい本を書くことでした。すでに、アメリカなどではそうした自習書が多数出ていますが、その多くは、文字がぎっしり詰まった必ずしも読みやすくはない本であるため、翻訳本のかたちではイラストの多い本に慣れている日本の読者には不十分だと思いました。

　これまで、わかりやすい発達障害の本を出版しているナツメ社に私の思いを伝えたところ、快諾していただいただけでなく、イラストなどを多数取り入れたわかりやすい本として出版していただけることになりました。工夫されたイラストやわかりやすい章立てにできたのは、複数の編集者のご協力の賜物だと感謝しています。

　本書が、ADHDのお子さんの保護者だけでなく、保育園や幼稚園、あるいは小学校などで子どもと向き合う方々のお役に立てれば幸いです。

榊原　洋一

よくわかる ADHDの子どもの ペアレンティング

ペアレンティングとは「子育て」という意味です。ADHDの子どもの子育てには、特性を踏まえた接し方や働きかけが重要です。そのことを理解してから子どもに向き合うことで、親の目線が変わり、親子関係が改善され、子育てが少しだけ楽になります。

ADHDの子どもの特性

ADHD（注意欠陥多動性障害）は発達障害の1つで、不注意、多動性、衝動性といった特性が見られます。特性の現れ方には個人差があり、不注意が目立つタイプ、多動性・衝動性が目立つタイプ、すべての特性が現れるタイプがあります。また、こうした特性の影響により、自己コントロールが弱くなりやすいといえます。さらに、ストレス耐性の低さからくる「感情抑制の難しさ」も知られています。

特性 1 不注意
声をかけても気がつかない
気が散りやすい
忘れっぽい
早合点しやすい
飽きっぽい

特性 2 多動性
体を常に動かしている
落ち着きがない
おしゃべりがやめられない
公共の場で走り回ってしまう

特性 3 衝動性
思いつくとすぐに行動に移す
人の列や会話に割り込む
好奇心に駆られて危険な行動をとる
思い込みで物事を勝手にすすめる
カッとなりやすい

特性 4 感情抑制の難しさ
激しい感情が起こりやすい
感情の起伏が激しい
気持ちの切り替えが困難
ネガティブな感情をコントロールできない
（冷静になれない）

ADHDの特性について
ADHDの主な特性は「不注意」「多動性」「衝動性」ですが、子どもの状況をよりわかりやすく理解するために、本書では、「不注意」「多動性」「衝動性」に「感情抑制の難しさ」を加えた4つの観点からADHDの特性を解説していきます。

ADHDの子どもによくある「困った！」

不注意、多動性、衝動性があることで、多くの親は「育てにくさ」を日々実感していることでしょう。宿題に手がつけられない、ゲームに何時間も熱中してしまう、きょうだいや友だちとのけんかが絶えない、いきなり道路に飛び出して事故にあいそうになる…。親はその行動から一瞬たりとも目が離せなくなります。

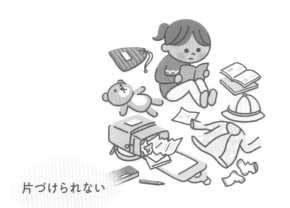

片づけられない

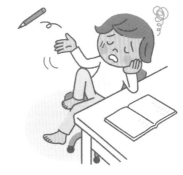

集中できない

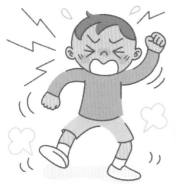

かんしゃくが
おさまらない

とっさに危険な
行動をとってしまう

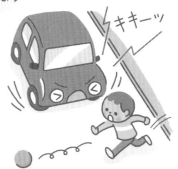

キキーッ

親は子どもの行動から常に目が離せず疲弊してしまうことも…

↓

そんなときは

ペアレンティングを実践しましょう！

ペアレンティングって何？

ペアレンティングは「治療」の一部です

薬物療法

ADHD治療薬の服用により、不注意、多動や自己コントロールの弱さを改善し、適切な行動がとれるようになる

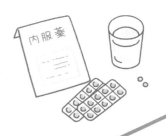

ADHDの治療の3本柱

環境変容法

特性に配慮した空間づくりや、課題の難易度・目標値を下げることで、取り組みやすくする

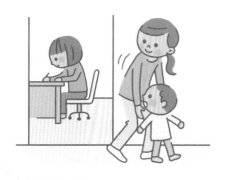

行動療法

適切な行動をとりやすくする働きかけをくり返すことにより、社会適応を高めていく

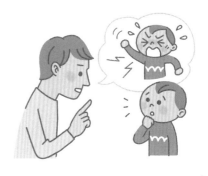

家庭では親がペアレンティングによって実践します

ペアレンティングとは「子育て」という意味で、すべての子どもはペアレンティングを受けます。ただし、ADHDの子どものペアレンティングでは、ADHDの特性を踏まえた配慮や対応（療育）が必要になります。ADHDの原因である脳の働きそのものを薬や治療で治すことはできませんが、療育的なペアレンティングによって、日常的なつまずきや生きづらさを改善させることが可能です。

ペアレントトレーニングとどう違うの?

ペアレントトレーニング

ペアレントトレーニングとは、発達障害などのある子どもに対する効果的な対応のしかたや働きかけを、知識や経験のある専門家から親が教わり、学ぶものです。知識やスキルを身につけた親が、教わったことを家庭で実践していくことで、親子関係が改善し、子どもの問題行動が減り、適応行動が増えていきます。

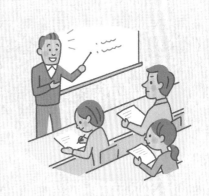

この考え方をベースに家庭で親が子どもに行うのが
「ペアレンティング」

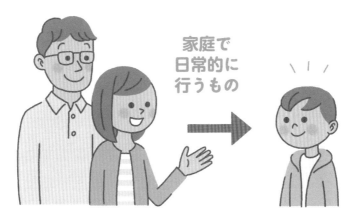

家庭で
日常的に
行うもの

「育てにくさ」のある子どもへの効果的な接し方や働きかけの方法を知っておくことで、親の子育ての悩みやとまどいも軽減されます。そうした知識や方法を親が学ぶことを「ペアレントトレーニング」といい、専門家の指導を受ける場も用意されています。ペアレントトレーニングの知識を理解したうえで、その考え方に沿って、親が家庭で実践する子育てが「ペアレンティング」です。

専門家の指導を受けないとダメ？

ペアレントトレーニングが なかなか受けられない…

ペアレントトレーニングは、さまざまな専門機関が独自のプログラムを開発し、専門知識のある指導者から親に提供されますが、専門機関は数が限られ、いつでもどこでも受けられるわけではありません。

学んだことを 家庭だと実践できない…

ペアレントトレーニングで学んだ方法は、家庭で日常的に実践しなければ意味がありません。トレーニングを受けるのは親ですが、その考え方を反映したペアレンティングを受けるのは子どもです。

専門機関や専門家に教わることにこだわらず 自分で学んだことを実践してみよう！

専門機関で 教わったこと

家庭の中で 日々実践

自分で 学んだこと

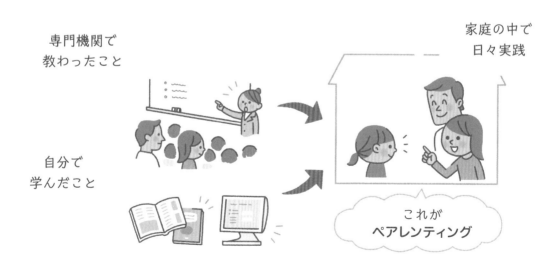

これが ペアレンティング

ペアレントトレーニングは「専門機関で受けるもの」という思い込みがあるようですが、必ずしも、指導者のもとで学ばなければならないものではありません。また、学んでも、それが家庭で実践できなければ意味がありません。家庭で、親が子どもの「セラピスト」（治療者）となって、ＡＤＨＤの子どもに合った対応や働きかけを行えればよいのです。ぜひ、本書で学び、実践してみてください。

ペアレンティングに必要な３つのアプローチとは？

親が子どもや環境に働きかけることとあわせて、自分自身の感情をコントロールしなければならない点がペアレンティングの大きなポイントです。親がイライラしたり、怒ったりすることが、子どもとの関係性を悪化させていることに気づきましょう。

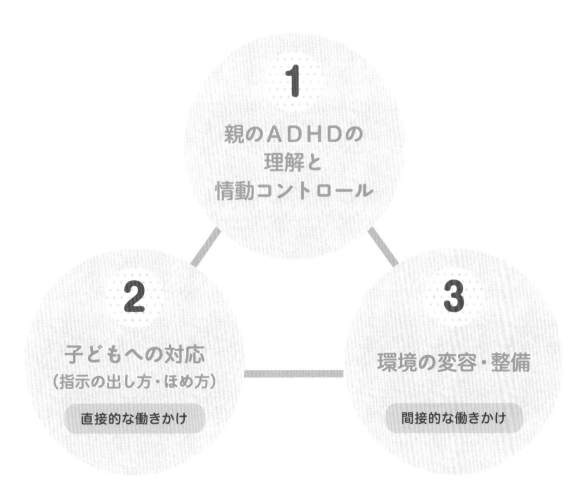

ADHDの子どものペアレンティングには、①親のADHDの理解と情動コントロール、②子どもへの対応（指示の出し方・ほめ方など）、③環境の変容と整備の３つのアプローチが必要です。②は子どもへの直接的な働きかけ、③は子どもへの間接的なサポートとなります。①は子どもの課題ではなく、親自身の課題です。適切なペアレンティングを行うために親自身の自己コントロールも求められます。

どんなことをすればよい?

子どものとった行動に対し、「ほめる」「スルーする」※「ペナルティを与える」のどれかを適切に使い分けます。

✕「叱る、怒る、たたく」といった対応はしない!

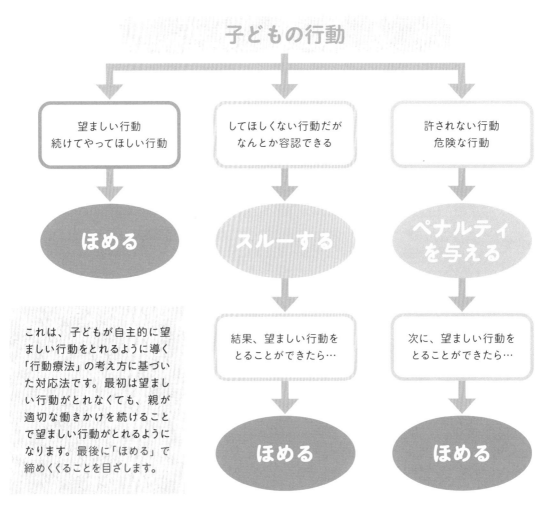

これは、子どもが自主的に望ましい行動をとれるように導く「行動療法」の考え方に基づいた対応法です。最初は望ましい行動がとれなくても、親が適切な働きかけを続けることで望ましい行動がとれるようになります。最後に「ほめる」で締めくくることを目ざします。

ＡＤＨＤの子どもに対して親がとる行動は３つです。①望ましい行動、それを続けてほしいと思える行動（それが当たり前の行動でも）がとれたらすぐにほめる、②してほしくはないけれど、容認できる行動をとったときはスルー（気づかないふりを）する、③人をいじめる、暴力をふるうなど容認できない行動をとったときにはペナルティを与える。叱る、怒る、たたくといった行動はとりません。

※「スルーする」は、より正確には「計画的な無視」となります。

子どもはいつになったら変わる？

「どうしたら子どもが変わるのか」とばかり考えていませんか？

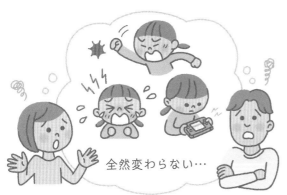

全然変わらない…

子どもが変わるためには、先に親が変わらなければなりません

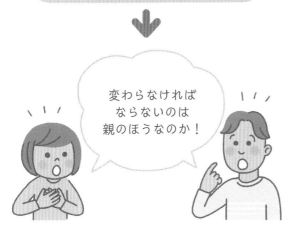

変わらなければ
ならないのは
親のほうなのか！

親

ＡＤＨＤの特性を受け入れ、
理解し、定型発達の子どもと
同じふるまいを求めない

叱らず、おだやかに接し、
ほめる機会を増やす

関係が変化

親子関係が良好になり、
愛着関係や信頼関係
も生まれる

子

信頼する親にほめられ
ようとして、主体的に
適切な行動がとれる
ようになる

ペアレンティングを実践しはじめたら子どもが「みるみる変わる」、ということは期待しないでください。そんな魔法はこの世にありません。ただし、一貫して地道に続けていれば、子どもは少しずつ変わっていきます。それは、親の子どもに対する態度が変わり、そのことで親子関係が良好になっていくからです。まず、親が変わり、親子関係が改善することで、子どもも変わるのです。

自信と希望をもって「子どもと自分をほめていく」

ＡＤＨＤの子どもの育児は大変です。子ども自身がとまどい悩んでいることも確かですが、親も困惑し、苦悩し、疲弊しているかもしれません。でも、子どもも親も、何も悪くありませんし、せめられる必要もありません。

ADHDの子どもを
せめていませんか？

どうにもしてあげられない
自分をせめていませんか？

むしろ、一生懸命に子育てをしてきたことを
ほめられるべきです！

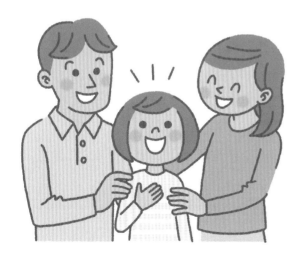

だれよりも子どもの
ことを一番に考え、
子どものために一番
がんばっているのは
「あなた」です。
そのことにどうか
自信をもってください

決して「どうにもしてあげられない」とあきらめず、ペアレンティングに取り組んでみてください。行動を心がけるだけで親子の関係性は少しずつ良くなります。無理はせず、自分ができる範囲で大丈夫です。心の余裕がなくて、うまくできないときがあってもよいのです。そして、少しでも「叱らずにがまんできた」「いつもよりたくさんほめられた」ときは、思う存分、自分のこともほめましょう。子どもの心を満たしてあげるためには、まずは親の心が満たされることが大切なのですから。

DSM-5のADHDの診断基準（Diagnostic and Statistical Manual of Mental Disorders, Fifth Edition, American Psychiatric Association, 2013）（榊原洋一訳）

A. 持続する不注意あるいは多動／衝動性行動パターン（ないしはその両者）で以下の（1）あるいは（2）（ないしはその両者）の特徴のために生活機能や発達に支障をきたしている

(1) 不注意：下記のうち6つ（あるいはそれ以上）の症状が少なくとも6か月以上持続し、またそれらの行動特徴が発達レベルと合わず、社会生活や学業・就業に直接悪影響を与えている

（注記）これらの症状は、反抗や挑戦、敵愾心によるもの、あるいは課題や指示を理解できないためではない。思春期以降の年長者や成人（17歳以上）では、少なくとも5つ以上の症状を満たすこと

   a. 細かいことに注意がいかない、あるいは学校での学習、仕事場、そのほかの活動において不注意なミスをしばしばおかす（例：細かなことを見逃す、あるいは間違える、仕事が不正確）

   b. 課題や遊びにおいて、しばしば注意を持続することが困難である（例：講義や会話、あるいは長文を読むときに持続して集中力を保つことができない）

   c. しばしば直接話しかけられても、聞いているようには見えない（例：明らかに注意をそらす要因がないのに、心ここにあらずの状態）

   d. しばしば出された指示を最後までやり遂げられない。また学校の宿題や命じられた家事、あるいは職場での仕事を終わらすことができない（例：仕事は始めるがすぐに集中できなくなり、横道に逸れてしまう）

   e. しばしば課題や活動を順序立てて行うことが困難である（例：連続的な課題をこなすことが困難、材料や私物を整理整頓することが困難、雑然とし乱雑な仕事、下手な時間管理、締め切りに間に合わない）

   f. しばしば精神的努力を要するような仕事を避けたり、嫌がる。あるいはいやいや行う（例：学校の宿題や家庭学習、年長の青年や成人では、レポートの準備、書類完成、長い論文に目を通すことなど）

   g. しばしば課題や活動に必要なものをなくす（例：教材、鉛筆、本、器具類、財布、鍵、書類、メガネ、スマホ）

   h. しばしば外からの刺激で気が散りやすい（年長の青年や成人では、仕事と関係のないことを考えることも〈気が散る〉原因になることがあるかもしれない）

   i. しばしば毎日の活動のなかで忘れっぽい（例：指示された家事をしているとき、用事を言いつけられて走っているとき、年長の青年では、電話をかけ直すこと、料金を払うこと、約束を守ることなど）

(2) 多動と衝動性：下記のうち6つ（あるいはそれ以上）の症状が少なくとも6か月以上持続し、またそれらの行動特徴が発達レベルと合わず、社会生活や学業・就業に直接悪影響を与えている

（注記）これらの症状は、反抗や挑戦、敵愾心によるもの、あるいは課題や指示を理解できないためではない。思春期以降の年長者や成人（17歳以上）では、少なくとも5つ以上の症状を満たすこと

   a. しばしばそわそわ手や足を動かしたり、手をパタパタ打ちつける（tap）、あるいは椅子の上でもじもじする

   b. しばしば椅子に座っていることが求められる状況で、席を離れる（教室、職場、その他の仕事場、あるいは定位置にとどまることが求められている状況で決められた席や場所を離れる）

   c. しばしば、そうすることが不適切な状況で、走り回ったり（家具などに）よじ登ったりする（注：青年や成人では、そわそわした気持ちを感じることに限られているかもしれない）

   d. しばしば、静かに遊んだり、楽しんだりすることができない

   e. しばしば「モーターに駆動されるように」じっとしていられない（例：レストランの中、会議中などである時間以上じっとしていられない、あるいは静かにしていることを不快に感じる；あるいは他人から見てそわそわしている、あるいは我慢できないように見える）

   f. しばしば喋りすぎる

   g. 質問が終わる前に出し抜けに答えてしまう（例：他人の話が終わる前に；会話の順番が待てない）

   h. しばしば順番を待つことが困難である（例：行列に並んで待っているとき）

   i. しばしば他人を遮ったり、割り込んだりする（例：会話やゲームに割って入る、他人の持ち物を断りなしに、あるいは許可を得ずに使い始める、年長の青年や成人では、他の人がしていることに割り込んで、取り上げてしまう）

B. 不注意、あるいは多動・衝動行動のいくつかは、12歳以前に存在していること

C. 不注意、あるいは多動・衝動行動のいくつかは、2つ以上の状況でみられること（例：家庭内、学校、あるいは職場；友人や親戚と一緒にいるとき；その他の活動において）

D. これらの症状が明らかに社会生活、学校生活あるいは仕事上での機能を防げ、あるいは低下させている事実があること

E. 統合失調症やその他の精神疾患の症状発現時のみに現れることはないし、その他の精神疾患によって説明されないこと（例：うつ病、不安障害、解離性障害、パーソナリティ障害、薬物乱用あるいはその離脱症状など）

〔American Psychiatric Association: Attention-Deficit/Hyperactivity Disorder. Diagnostic and Statistical Manual of Mental Disorders. 5th ed, American Psychiatric Publishing, 59-61, 2013 より筆者訳〕

もくじ

3章 ｜知識｜ ペアレンティングに使える技術と支援ツール

4章 ｜心をつなぐ｜ ペアレンティングを無理なく続けるために

失望せず、あきらめず、希望をもつ／できることを1つだけやってみる／「1つめ」の達成感を得ることが大切／一人で抱え込むのは「危険」／家族に協力してもらう／家族以外の「理解者」を見つける／より手厚い、やや長めの支援が必要なだけ／「少し先」の将来を考えてみる／ペアレンティングで大切なこと

診断名について
2012年にアメリカ精神医学会が編纂した診断基準が改訂されたのにともない、日本精神神経学会によって、各障害の診断名の日本語訳を「注意欠陥多動性障害→注意欠如多動症」のように変更することが提唱されました。しかし、従来の診断名は現在も他学会（小児神経学会など）や医療現場で広く使われているうえ、診断名を安易に変えることは患者さんを混乱させるおそれがあること、また、「学習」のように症状を表していないことばに、症状の呼称に使う「症」をつけて「学習症」などと呼ぶことには違和感があることから、本書では従来の診断名を使用しています。

1章

理解

. . . .

ペアレンティング
とは？

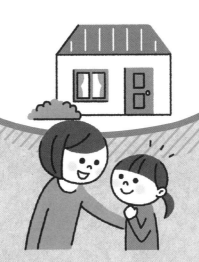

親が子どもの「セラピスト」になる

「ペアレンティング」と「ペアレントトレーニング」

「ペアレンティング」(parenting)ということばを知っていますか。ペアレンティングとは、「子育て」「親業」という意味です。子どもに発達障害があるかないかにかかわらず、どの家庭でもペアレンティングは行われるものです。

しかし、発達障害のない子どもと比べ、ＡＤＨＤ（注意欠陥多動性障害）やＡＳＤ（自閉症スペクトラム障害）のある子どもには育てにくさがあり、子どもへの接し方や親子関係の築き方には工夫や配慮が必要になります。

最近では、「ペアレントトレーニング」(parent training)が注目されています。これは、専門機関などで親が講義や訓練を受けて、発達障害のある子どもに対する対応法や心構えを習得するものです。適切な接し方を身につけることで、親子関係が改善し、その結果、子どもの問題行動が減って、親自身のストレスや悩みも軽減することがわかっています。

本書では、そうした効果が実証されているＡＤＨＤのためのペアレントトレーニングの考え方に基づき、家庭で日常的に実践できるペアレンティング（子育ての方法）を紹介します。

1990年代にアメリカで行われた研究をもとに開発されたペアレントトレーニングは、ＰＴＢＭ(Parent Training in Behavior Management)と呼ばれ、効果が実証されています。ＰＴＢＭは、子どもの問題行動や逸脱行動をやめさせるための「小手先の対処法」ではなく、子どもから適切な行動を引き出すための基本的姿勢や対応法の原則を教えるものです。知識やスキルを状況や場面にかかわらず広く応用させることができ、高い効果が期待されます。

ミニ知識　ペアレントトレーニングはどこで受けられる？

ＡＤＨＤのある子どもの親が気軽にペアレントトレーニングを受けられればよいのですが、そうした環境は十分に整っていません。発達障害専門の医療機関などで、独自に機会を提供しているところもありますが、数が少なくなかなか受講できないという実態があります。本書では、今日からでもすぐに家庭で適切なペアレンティングを実践できるように、必要な知識や情報を提供しています。重要なことは、親がペアレントトレーニングを受けることではなく、その知識をもとに、日常の家庭生活のなかでできるだけ早期に適切なペアレンティングに取り組みはじめることです。もし、いま、何の手立てもないのだとしても、本書を活用して、ペアレンティングをスタートしてほしいと思います。

発達障害の親の会や家族会などのサポートグループやＮＰＯ団体
外部から講師を招いたり、独自にトレーナーを養成したりして、会員の親を対象に受講機会を提供

発達障害の専門外来がある医療機関
治療と並行してペアレントトレーニングを行っている医療機関もある

子育て支援センターや保健センターなどの行政機関
市民向けにペアレントトレーニングの講習会などを開催

「心」ではなく「行動」を変える

　ＰＴＢＭでは、心理的な働きかけによって、子どもの認識を改めさせることはしません。子どもの理性や心情にはあえて着目せず、子どもの行動にのみ焦点を合わせ、適切な行動を引き出し、不適切な行動をとりにくくするよう、親が「誘導」します。

　たとえば、友だちに乱暴な行為をしてしまったとき、「お友だちがどんな気持ちになるか考えなさい」と、子どもの良心に訴えかけるのではなく、「たたくのはやめなさい」と告げます。そして、子どもが乱暴な行為をやめられたらほめる、やめられなければ軽いペナルティ（あそべる時間を減らすなど）を与えて、友だちに乱暴をしたら「自分が損をする」ということを理解させるのです。

　そうした対応をくり返すうちに、子どもは友だちに乱暴をしなくなります。

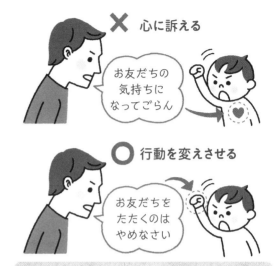

✕ 心に訴える

お友だちの気持ちになってごらん

〇 行動を変えさせる

お友だちをたたくのはやめなさい

ＰＴＢＭでは、子どもの理性や良心に働きかけるのではなく、あくまで行動にのみ着目し、行動を直接変えさせるアプローチに徹します。

良好な親子関係を構築・維持していく

　一般的に、ペアレントトレーニングは、自治体の子育て支援課や、療育センター、医療機関などが主催する12回程度（通常は隔週開催）の講義を親が受講し、ＡＤＨＤに関する基礎知識や親子関係のつくり方、問題行動への対応法などのスキルを身につける形式がとられます。

　ペアレントトレーニングの重要なポイントは、親が家庭で専門機関で教わった知識やスキルを日常的に実践し、その効果を親子がともに実感しながら、良好な親子関係を構築し、維持していくことにあります。

　ＰＴＢＭのコンセプトは、ペアレントトレーニングを受けた親が子どもの「セラピスト」になることだとされています。つまり、子どもの「親」という役割に加えて、ＡＤＨＤの子どもの「治療者・療法士」になることが求められているのです。

　親が家庭で、セラピスト的な役割を果たすことによって、ＡＤＨＤの子どもの問題行動を望ましい方向に変化させられるということです。

一般的なＡＤＨＤのプログラム例（全12回）
第1回 ペアレントトレーニングの意義と効果
第2回 ペアレントトレーニングのスケジュール
第3回 親への基礎的教育(ADHDの基礎知識など)
第4回 トレーニングの中核的内容について説明
第5〜12回 具体的な対応法 ●注意のコントロール ●多動への対応 ●衝動性への対応 ●整理整頓のしかた ●感情のコントロール

ＡＤＨＤの「治療」は家庭で行う

　ＡＤＨＤは、生まれつき脳が通常とは異なる働き方をしてしまうことで生じるものです。いまの医学では、脳の働きそのものを根治させることはできませんが、症状抑制に効果の高い薬物療法はあります。また、特性に応じて環境を調整する環境変容法や、適切な行動をとりやすくする行動療法があり、これらを組み合わせることで、日常的なつまずきや生きづらさを改善させることが可能です。

　環境変容法や行動療法をベースにした療育を行っている専門施設もありますが、施設数は非常に少なく、また、学校や幼稚園・保育園が障害特性に応じた配慮・支援を行う特別支援教育も普及しつつありますが、学校や園、先生によって理解度や経験値にはばらつきがあり、どの学校や園でも十分に対応してもらえるとは限りません。

　そうしたなかで、子どもが最も長い時間を過ごす家庭で、子どもにとって最も身近な親が適切な対応法に則って日常的に接することが、ＡＤＨＤの最善の治療につながると考えられています。

ＡＤＨＤの治療の3本柱

❶ 薬物療法（ＡＤＨＤ）（治療薬）

❷ 環境変容法 ーー ❸ 行動療法

❶ ＡＤＨＤ治療薬には特有の自己制御の弱さを改善する効果があり、行動改善が期待できる（脳の働きの異常を治すものではない）

❷ 視覚刺激や聴覚刺激を減らす環境調整によって、集中力の向上が期待できる

❸ 大人の接し方、かかわり方を工夫することによって、適切な行動がとりやすくなる

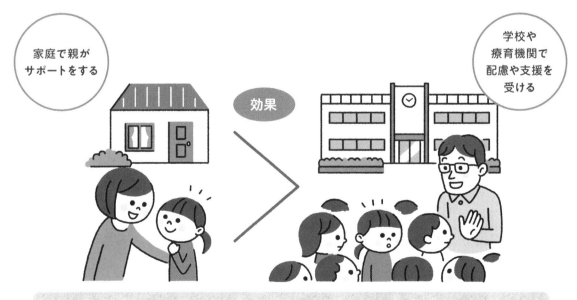

家庭で親がサポートをする

効果

学校や療育機関で配慮や支援を受ける

最も長い時間を過ごす場所で、最も身近な親が「セラピスト」になることの効果は大きいといえます。

ＡＤＨＤの子どもの特性

ＡＤＨＤは発達障害の１つで、不注意、多動性、衝動性の３つの代表的な特性が見られます。３つの特性の現れ方は人によって異なり、不注意が目立つタイプ、多動性・衝動性が目立つタイプ、すべての特性が現れるタイプがあります。保育園や幼稚園での集団活動で行動特性が際立つようになり、就学以降に、発達障害の専門医（小児神経科または児童精神科）によって診断をつけてもらうことができます。

また、不注意、多動性、衝動性がベースにあるこ とで、整理をしたり、計画を立てたり、やるべきことの優先順位をつけたりといった自己管理力も弱くなりがちです。さらに、感情の起伏が激しく、自分で激しい感情をコントロールすることができない点もＡＤＨＤの特性の１つであると認識されています。

ＡＤＨＤの子どものなかには、ほかの発達障害（ＡＳＤなど）をもちあわせているケースもあります。さまざまなタイプのＡＤＨＤが存在することから、診断に時間がかかることもめずらしくありません。

ＡＤＨＤの特性			
不注意	多動性	衝動性	感情抑制の難しさ
注意散漫で、ボーッとしていて、人の話を聞いていないように見えることがあります。物忘れも多く、学校への持ち物や宿題を忘れやすい傾向があります。大切なことを聞き逃してしまい失敗したり、不注意のためにけがをしたりする子どもも見られます。	落ち着きがなく、じっとしていられないために、公共の場でマナーが守れないことがあります。おしゃべりをしてはいけないと言われても、がまんできずにしゃべりだしてしまうケースもめずらしくありません。幼いうちはどこに行ってしまうかわからないので、とくに外出先では目や手が離せません。	思い立ったことをすぐに行動してしまい、ブレーキをかけることができません。気にさわることを言われてカッとなり、思わず暴言や暴力で反応してしまうこともあります。よく考えずに行動してしまうことで、トラブルや事故にあいやすいといえます。	定型発達の人と比べて、激しい感情（ネガティブな）を自分で制御して、冷静になることが難しい面があります。いったんはじまったかんしゃくがなかなかおさまらず、周囲の人が振り回されたり、現状が受け入れられず、ネガティブな感情を引きずったままになったりといった問題が起こり得ます。

ＡＤＨＤの子どもの親の「困った！」

ＡＤＨＤの子どもは、発達障害のない定型発達の子どもと比べると「育てにくい」といわれています。実際にＡＤＨＤの子どもの親であれば、そのことを日々実感していることでしょう。

学校から帰宅するなり、ランドセルを放り投げてどこかにあそびに行ってしまう。

夕食後はゲームに没頭して、宿題に手がつけられない。約束の時間を過ぎてもゲームに熱中してお風 呂にも入らない。夜ふかしをしてしまい、翌朝起きられない。

また、友だちと衝突しやすく、たびたびけんかになってしまう。かんしゃくを起こすと手がつけられないほど暴れて、なかなかおさまらない。

ＡＤＨＤの子どもと一緒に過ごしていると、親はその行動に振り回され、いつも叱らなければならず、疲れ切ってしまうことでしょう。

叱ってはいけない

「叱る」とは、相手の非をとがめ、厳しく注意することです。子どもが不適切な行動をとると、「親が注意して軌道修正しなければ」と考えがちですが、実は、そのやり方は望ましい子育て法とはいえません。ＡＤＨＤのペアレントトレーニングでは、よほどのことがない限り、「子どもを叱責してはならない」と教えられます。それがたとえ、冷静な口調であったとしても、子どもにネガティブなこと（叱責、注意、小言、説教）を言うべきではありません。

なぜ、叱ってはならないのか、その理由はシンプルです。子どもが間違った行動をとったときに親が叱っても、子どもがその行動を反省して、次から正しい行動をとるようにはならないことが、科学的に実証されているからです。とくにＡＤＨＤの子どもは、その特性上、「失敗から学ぶ」ことが難しいのです。

叱責の頻度が増えることで、子どもが自分を否定的にとらえるようになり、自己肯定感が低下することも明らかになっています。子どもを叱りながら育てることは、ＡＤＨＤに限らず、どの子どもにとってもマイナスにしかならないといえるでしょう。

子どもが自分で判断できるように導く

子どもの行動が間違っているときは、落ち着いた口調で淡々と間違いを指摘するか、その行動が容認できる範囲のものであれば、スルー（気づかないふりを）するとよいといわれています。

そして、注意をしたあと、あるいはスルーしたあとに、子どもが自発的に適切な行動に切り替えることができたら、すぐにほめます。そうした経験をくり返しているうちに、子どもは少しずつどういう行動をとればよいのか、正しく判断できるようになっていくのです。

ペアレントトレーニングの最終的な目標は、子どもが主体的に、状況に応じた適切な行動をとれるようにすることです。親が怒りや脅しで子どもをコントロールしようとしているうちは、子どもが自分の判断で適切な行動をとれるようにはなりません。だからこそ、叱ってはならないのです。

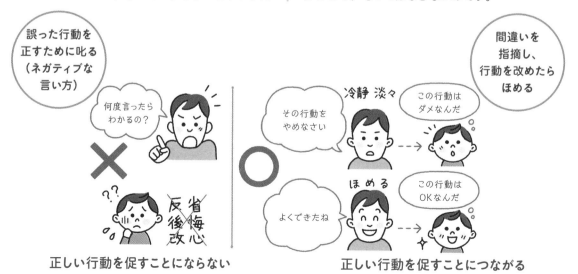

誤った行動を正すために叱る（ネガティブな言い方）

何度言ったらわかるの？

正しい行動を促すことにならない

間違いを指摘し、行動を改めたらほめる

冷静 淡々

その行動をやめなさい

この行動はダメなんだ

ほめる

よくできたね

この行動はOKなんだ

正しい行動を促すことにつながる

「子どもを変える」のではなく「親が変わる」

ＡＤＨＤの子どもの親は、子どもの不適切な行動を改善させなければならず、そのためには、子どもを変えなければならないと考えがちです。「どうやったら子どもが変わるのか」「子どもが変わる声かけとは？」といったことに苦心するものです。

しかし、「子どもを変えよう」とは思わないでください。子どもに何かをさせるのではありません。最初に親が変わらなくてはならないということを、理解していただきたいと思います。親が変わると、自然と子どもも変わっていくのです。この順序が逆になることはありません。

では、親がどう変わればよいのでしょうか。まず、ＡＤＨＤの子どもに、定型発達の子と同じ行動を期待することはやめましょう。ありのままの子どもを受け入れます。ＡＤＨＤの特性を変えさせることはできません。その特性を踏まえ、苦手なことは本人がやりやすいように、環境を変えたり、手助けしたりすることで取り組みやすくするのです。適切なサポートがあれば、ＡＤＨＤの子どもも苦手なことがやりやすくなります。

親の感情コントロールが大切

親のＡＤＨＤに対する考え方、子どもに対する考え方が変わり、ＡＤＨＤの特性を受け入れ、子どもの困り感を理解し、適切な行動がとりやすくなるように支援することができれば、子どもの不適切な行動は減り、好ましい行動が増えていくでしょう。

しかし、もう１つ重要なポイントがあります。それは、親が自分の感情をコントロールし、常に冷静な態度で子どもと向き合うということです。これは、簡単なことではありません。不注意や多動性、衝動性のあるＡＤＨＤの子どもは、人一倍親をハラハラさせたり、イライラさせたりしますが、それは生まれもった特性によるものであり、故意に親を困らせているわけではありません。そのことを理解し、子どもの行動にいちいち振り回されることなく、怒りをグッとこらえ、不安を打ち消し、平静を保つ努力をしてほしいと思います。

常にゆったりと構え、子どもの一挙手一投足に動揺することなく、淡々と受け止めることができる親になることが求められるのです。それが、子どもの「セラピスト」になるということです。

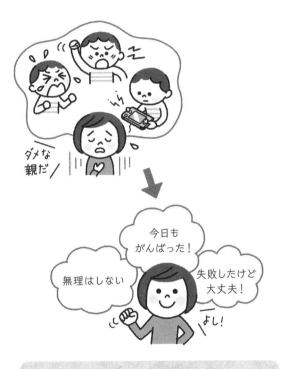

親が感情を抑え、冷静なふるまいに徹するようになると、子どもとの衝突も減り、次第に親子関係が改善されていきます。子どもが親を慕い、信頼するようになると、指示や注意を素直に受け止めるようになり、その結果、子どもの困った行動が少しずつ減っていくのです。

子どもと信頼関係をつくる

親が子どもの特性を受け入れ、厳しく接したり、小言を言ったり、イライラしたりしなくなれば、子どもは親が、自分に理解を示してくれる「味方」になったと感じるようになります。そうすると、子どもとの心の距離が縮まり、親子関係も改善されていきます。常に怒り、子どもを叱ってばかりいたときの親子関係は「最悪」だったかもしれません。それが、お互いに打ち解け、信頼し合うことができるようになっていきます。こうした関係性があったうえで、はじめてペアレンティングはうまくいきます。

ペアレンティングを成功させるには、実践者である親が、子どもにとって身近で、親しみがもて、信頼できる存在であることが不可欠です。

親と子の心の間に距離があれば、親がどんなに良い働きかけをしても、子どもにはまったく響きません。大前提として、日ごろから子どもとポジティブな関係性をつくり、その関係性を保ち続けることが大切であるということを忘れないでください。

子どもとのポジティブな関係づくりのコツ

- 子どもの興味や考えに親のほうが歩み寄り、同調する
- 子どもの好きなこと、決めたことを否定しない
- 「こうしてほしい」「こうなってほしい」という思いをもって、子どもを主導しない
- 主体は「子ども」。親はそれをそばで見守り、応援する役割に徹する

子どもと一緒にあそぶ時間をもうける

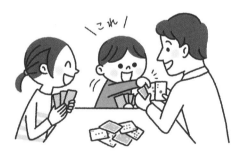

子どもの活動や関心に親が興味を示す

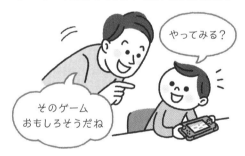

子ども自身に決めさせる（決定権を与える）

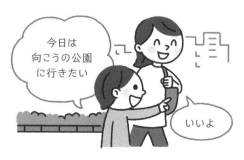

子どもの行動や会話を親が主導しない

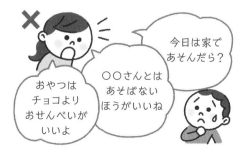

親がとるべき行動は３パターン

ペアレンティングにおいて、親が子どもの行動に対してとるべき態度（行動）は３つに分類されます。１つは「ほめる」、２つめは「スルー（気がつかないふりを）する」、３つめは「軽いペナルティを与える」です。ポイントとなるのは、この「ほめる、スルーする、ペナルティを与える」をどのように使い分けるか、ということです。

基本的には、「ほめる」のは、良い行動がとれたときと、これからも続けてほしいと思う行動（当たり前の行動）がとれたときです。

「スルーする」のは、好ましくない行動ではあるものの危険をともなわないか、親が容認できると思える行動をとったときです。家庭内か、公共の場かなど、場面にもよりますが、一部のルール違反、マナー違反などもここに含まれます。

そして、「ペナルティを与える」のは、危険な行動、人を傷つけたり物を壊したりする行動、親が容認できない行動をとったときです。

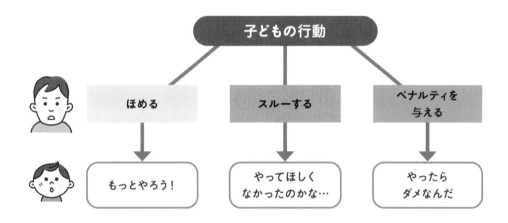

複数の問題は１つずつ解決する

子どもに複数の問題行動があるとき、そのすべてを一気に解決しようとするのはやめましょう。子どもにとってハードルが低そうな問題から、１つずつ取り組むことが望ましいといえます。

たとえば、「お風呂に入らない」「歯みがきをしない」「就寝時間になってもゲームがやめられない」という３つの問題がある場合、これらの改善を同時になし遂げることは困難です。ひとまず、本人が一番できそうな問題から手をつけましょう。

もし、「歯みがきならがんばれば何とかできそうだ」ということであれば、お風呂とゲームは後回しにして、歯みがきが自発的にできるようにサポートします。そして、歯みがきができるようになったら、お風呂に入れるように取り組むというように、１つずつ解決させることがポイントです。

こうした取り組み方を「スモールステップ」といい、発達障害のある子どもをサポートするときの基本姿勢になります。どんな小さなことでも、できるようになったらほめて、自信をつけさせることが大切です。小さな目標を達成していくたびに子どもが「自分にもできる」という自信を得ることが、ステップアップへの意欲につながります。

親も子も「完璧主義」にならない

ＡＤＨＤの子どもに行うペアレンティングでは、「できるだけ叱らない」、あるいは「スルーする」という対応がポイントになります。

しかし、子どもがいうことを聞かず、勝手な行動をとり、周りの人を困らせたりするようすを見て、叱らずにがまんすることは多くの親にとって大きなストレスになるに違いありません。怒りの感情を押し殺すのに苦労することでしょう。

ですから、ペアレンティングに取り組むときには、すべてを完璧にやり遂げようと思わないようにすることも大切です。子どもにも「完璧」を求めず、自分にも「完璧」を求めないようにするのです。

最初から、何もかも解決させようと思わないこと、成果を急がないことを胸にとどめておきましょう。10ある問題のうち1つでも改善させられれば「成功」ですし、目標に向けた第一歩が踏み出せただけでも評価に値します。そうした心持ちでペアレンティングを行うことが、長続きの秘訣です。

自分をほめよう！

ＡＤＨＤの子どもの親の多くが、「自分はダメな親だ」「自分は無力だ」と自らを卑下します。しかし、もっと自信をもってほしいと思います。

「育てにくい」といわれているＡＤＨＤの子どもを一生懸命育てているのですから、ぜひ自分をほめてあげてください。みなさんは真摯に子どもと向き合い、十分がんばっています。卑下する必要はないのです。親が自分を責め、自信を失い、暗い表情で日々を過ごしていれば、子どもも暗く悲しい気持ちになるでしょう。家庭内も重苦しい雰囲気になって

しまうかもしれません。そのような状況に陥れば、家族のだれもが不幸になってしまいます。

小さな失敗やうまくいかないことを、あまり気に病まないことです。子どもの失敗も大目に見てあげて、自分の失敗も大目に見るようにしましょう。疲れたときは休養も必要です。適度に息抜きをし、自分の楽しみも保持しながら、親自身の生活や人生を大切にすることも忘れないでください。親が幸せでいられなければ、子どもも幸せになれるはずがないのですから。

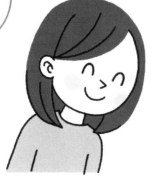

親自身の
生活や人生も
大切にする

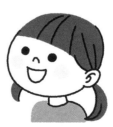

子育てがうまくいかないと思っても、自分を卑下することはありません。ＡＤＨＤの子どもと日々一生懸命向き合っているだけでも、十分がんばっているのですから、そういう自分を精一杯ほめましょう。

実践

ADHDの
ケース別
ペアレンティング

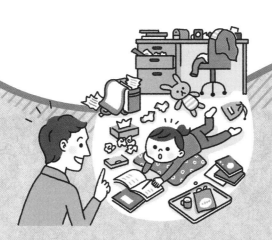

ペアレンティングを実践するために

「ほめる・スルー・ペナルティ」でジャッジする

ペアレンティングの基本は、「ほめる」「スルー（気がつかないふりを）する」「軽いペナルティを与える」の3つです。子どもがとったあらゆる行動に対して、親が3つのどれかの対応をとることで、行動の善しあしをジャッジするのです。

親の反応を見た子どもは、自分がとった行動がほめられるのか、スルーされるのか、ペナルティを与えられるのかを知ることになります。そして、どの行動が受け入れられ、どの行動が受け入れられないのかを理解できるようになっていくのです。

「ほめる・スルー・ペナルティ」の使い分け

親がとるべき態度	子どものふるまい・行動	子どもの行動の具体例
ほめる	模範的なふるまい、良い行動、ふつうの行動（親がその行動を続けてほしいと思える行動）	人に親切にふるまう、指示にすぐに従う、約束を守る、やるべきことを自発的に行うなど
スルーする（気がつかないふりをする）	困った行動だが、危険ではなく、ギリギリ容認できる行動	うっかりミス、物忘れ、指示を聞いていない、課題を最後までやり通せない、すぐに行動に移さない、順番やルールを守らない、おしゃべりをやめない、乱暴なことばづかいなど
軽いペナルティを与える	困った行動、人を傷つけたり物を破壊したりする行動、危険をともなう行動	人に暴力をふるう、人をいじめる、物を壊す、暴れて人に危害を加える（加えそうになる）、困った行動をくり返すなど

「ほめる」のはどんなとき？

多くの親は、子どもがテストで良い点がとれたときにはおおいにほめるでしょう。しかし、成果が得られたときだけではなく、日常のごく当たり前のことであっても、その行動を「いつもとってほしい」と思うなら、そのつどほめる必要があります。

たとえば、「宿題をやりなさい」とひと声かけただけで取りかかることができたときは、「すぐに宿題をはじめられたね。えらいよ」と言います。約束の時間にゲームをやめられたときも、「約束の時間を守れたね。うれしいよ」と言いましょう。

子どもに、自分がとった行動が親から期待されていた行動であり、それを実際に行動に移したことで親が喜んでいると、わかりやすく理解させることが重要なのです。

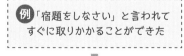

例「宿題をしなさい」と言われてすぐに取りかかることができた

↓

できて当然のこと、当たり前のことができたときもほめる

「スルーする」のはどんなとき？

　「ほめる」または「ペナルティを与える」といった行動をとることに違和感はないでしょう。しかし、「スルーする」ことにどんな意味があるのか、と不思議に思われるかもしれません。「スルー」は、「ペナルティを与える」ほど許しがたい行動ではないけれど、親が「してほしくない」と思う行動に対して、とる態度です。たとえば、子どもが店の菓子売場でほしいお菓子を「買って」と訴えたとき、「今日は買いません」と言うと、床にひっくり返って「買って！買って！」と大声で騒ぎ立てたとします。そのようなときにとるべき対応が「スルー」です。子どもが泣きわめいても、目もくれず、背を向けて、知らん顔をすることに効果があります。

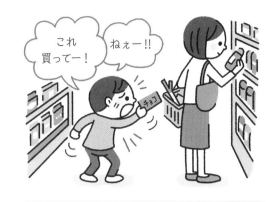

「スルーする」は、より正確には「計画的な無視」という意味ですから、怒って無視するのではなく、「気がつかないふりをする」方法が効果的です。そして、子どもが適切な行動に切り替えることができたら、すかさずほめます。

「ペナルティを与える」のはどんなとき？

　「ペナルティ」は、子どもの許しがたい行動に対して限定的に与えます。

　「ペナルティ」といっても、体罰は絶対にしてはいけません。厳しい罰も避けます。あそびを短時間中断させて別室に行かせる（タイムアウト）、ゲームができる時間を30分減らす、楽しみにしていたイベントを中止するなど、状況や子どもの年齢を考慮した「権利や特典の剥奪（はくだつ）」が有効です。

　たとえば、あそんでいる最中に相手をたたいたときは、「あそぶのはやめて向こうの部屋に行きなさい」と言って、短時間、あそびの輪から外します。

　また、カッとなっておもちゃを投げつけて壊したときは、「週末のお出かけは中止だよ」と言って、予定していた家族のイベントを中止します。これらのペナルティは淡々と与えることが重要です。大声で怒鳴ったり、怖い表情で叱ったりはしません。

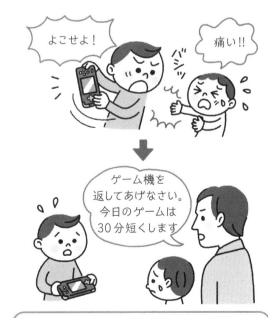

「ペナルティを与える」のは、基本的には、許しがたいと思えるような行動をとったときに限ります。

「スルー」の効果とは？

本来、子どもが菓子売場でひっくり返って「買ってほしい」と騒いだら、「泣いたって今日は絶対に買いませんよ！」と、怒鳴りたくなるところです。そこをグッとこらえて、子どもが騒いでいることに気づかない素振りをし、自分の買い物を淡々と続ける態度をとることが有効なのです。なぜなのでしょうか。

ペアレントトレーニングの目的は、親の対応を受け止めた子どもが将来、自分で自分の行動をコントロールできるようになることです。「その場しのぎ」にいうことを聞かせるのでは意味がないのです。

親が自分に関心をもってくれないと気づいた子どもが不適切な行動を自らやめることができれば、それは本人の判断によって適切な行動に切り替えられたことになります。そのときにはすかさずほめましょう。そうした経験の積み重ねによって、少しずつ適応行動がとれるようになっていくのです。

伝わりやすい言い方を選ぶ

子どもが指示に従わないとき、親は子どもの側に問題があると考えがちですが、実は、指示の出し方や言い方が不適切であるケースも少なくありません。

子どもに話しかけるとき、つい怒り口調になったり、皮肉交じりになったりしていませんか。指示は子どもの目を見ながら、わかりやすく短いことばで、ストレートに、感情を込めずに発することが望ましいとされています。

たとえば、「お風呂に入りなさい」とおだやかな口調で言えばよいところを、「どうせ言ってもきかないに違いない」と、怒気を含んだ声で言ってしまっていませんか。しかし、これはNGです。怖い顔などせずに、無表情で淡々と言いましょう。

また、「なぜお風呂にすぐ入らないの？」や「お風呂に入らなければどうなるかわかっているわね」など、疑問形や遠回しな言い方も避けるべきです。「どうすればよいか自分で考えなさい」といった、含みのある言い方も伝わりにくいのでやめましょう。

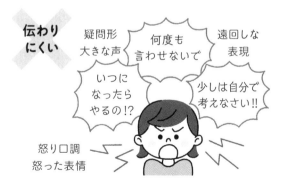

● 怒り口調や、怒った表情はしない
● 疑問形や遠回しな表現は使わない
● 皮肉、非難など、ネガティブなことは言わない

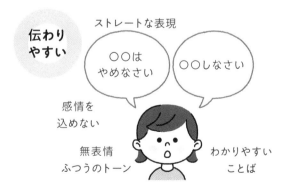

● こういう行動をとってほしいと、ストレートに言う
● わかりやすいことばで、シンプルに伝える
● 感情は込めず、無表情で、ふつうのトーンで言う

子どものようすをよく観察する

「お風呂に入りなさい」と言っただけで、子どものようすも見ずに立ち去り、しばらくして子どもがお風呂に入っていないとわかると、「さっきお風呂に入りなさいって言ったでしょ！」と叱ってしまう…。こんな対応をしていませんか。指示は出しっぱなしではなく、親の声かけの直後に、子どもがどう反応するかをしっかり見届けることが重要です。

すぐにお風呂に入れば、「1回言っただけで入れたね。えらいよ」とほめます。また、すぐにお風呂に入らないとき、もう1回か2回、チャンスを与え、指示をくり返します。そして、3回目の指示にも従えないときは、「明日のゲームの時間を30分減らします」などと告げて、ペナルティを与えます。

指示出し→子どもの態度を観察→子どもの態度に応じた「ほめる・スルー・ペナルティ」の使い分けを適切に行うためには、親が常に子どもの行動や態度を注意深く観察することが重要なのです。

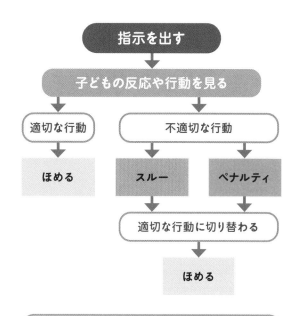

子どもの反応や行動を常に見ていないと、適切な対応をとれなくなってしまいます。子どもの行動が不適切だったとしても、適切な行動に切り替わったときには、そのプロセスを見届けて子どもをほめます。

子どもと「取り決め」をしておく

「スルーする」か「ペナルティを与える」場合、それを親の気分によって行わないようにしましょう。

子どもがどのような行動をとったときにスルーするのか、あるいはペナルティを与えるのか。また、親が注意したり警告したりする回数を何回までにするのか。そうした条件については、あらかじめ子どもと話し合って取り決めておき、子どもと親がそのルールを共有しておくことが前提となります。

たとえば、「警告は3回まで。それまでに行動に移さなければ、次の日のゲームの時間を減らす」といった約束をさせ、子どもの同意を得ておく必要があります。そうすることにより、子ども自身も約束を守ろうと、自制するようになります。

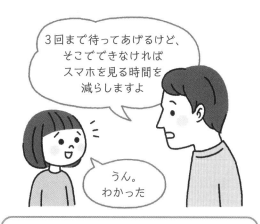

子どもが「ペナルティを受ける」という不利益を避けるために、親との間で取り決めたルールを自ら守ろうとすることが、適切な行動の定着につながります。

困りごと
1

いうことを聞かない

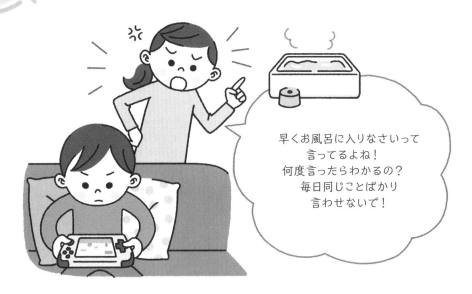

早くお風呂に入りなさいって
言ってるよね！
何度言ったらわかるの？
毎日同じことばかり
言わせないで！

「お風呂に入りなさい」と声をかけても、なかなかいうことを聞かずに困っています。1回やさしく言っただけではダメなので、何度もうるさく言うようにしていますが、「うるさいなあ」と口ごたえをしてきたり、無視したりするときもあり、こちらもついカッとなってしまい、そこから親子げんかに発展してしまうこともしばしばです。

どんな**原因**があると思いますか？

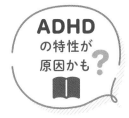

ADHD
の特性が
原因かも

▼
不注意

1つのことに没頭していると、周囲に注意が向かなくなる傾向があります。無視しているのではなく、本当に呼びかけている声に気づいていない可能性があります。また、指示には気づいていて、そうしなければならないことがわかっていても、ほかに夢中になっていることや気がかりなことがあると、行動を切り替えることが難しい特徴があります。ＡＤＨＤには、直接話しかけられても気づきにくい、取りかかりが悪いといった特性があります。

こんな行動していませんか?

1回目
お風呂に入りなさい!

2回目
お風呂に入りなさいって言ってるよね!!

3回目
何回言わせるの!? お風呂に入りなさい!!

何度もくり返し指示を出している

何度も口うるさく言ったり、感情的に声を荒らげたりすると、子どもは指示内容よりも親の感情やいらだちのほうが気になってしまいます。指示は1回だけ、わかりやすいことばでストレートに伝えます。

怒りながら指示を出している

指示は淡々と、感情を込めずにふつうのトーンで言います。怒り口調になったり、けんか腰で話したりするのは逆効果です。

その対応 **どうしてNG?**

ADHDの特性を踏まえた指示になっていない

不注意がある子どもには、指示に気づかせるための工夫が必要です。子どもの背後から声をかけただけでは聞こえない可能性が高く、テレビの音が鳴っていたり、子どもがあそびやゲームに熱中していたりするなかでは、声をかけても気づきにくいといえます。部屋を静かにしてから子どもの正面に回り、あそびやゲームを中断させ、目を見ながら指示を出すことが有効です。

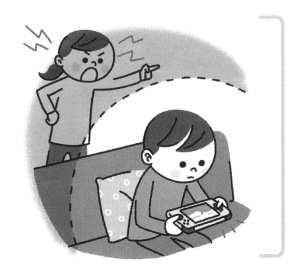

コラム

「やさしい言い方」だったら本当に聞かない?

「やさしい声で言ったら、いうことを聞くはずがない」と思い込んでいる親は少なくないようです。本当でしょうか。おそらく親が怖い顔をしても、怒鳴り声をあげても、指示はきちんと伝わらないでしょう。もし、子どもが指示に従ったとすれば、それは「恐怖心」からとった行動であり、必要性を感じて自発的にとった行動ではありません。いずれは「恐怖心」も感じなくなり、結局いうことは聞かなくなると思います。指示を出すときに、声色を使ったり感情を込めたりする必要はないということです。ふつうのトーンで淡々と話すほうが指示内容はシンプルに伝わります。声色や演技を使うと、その場で従わせることには成功するかもしれませんが、長い目で見た場合、逆効果になってしまうということを知っておきましょう。

叱らずに、子どもの行動を誘導する

「お風呂に入りなさい」と言ってもすぐに入らない

スルーする

例 「お風呂に入りなさい」と指示を出すのは1回のみ。すぐに行動に移さなくても、それ以上は何も言わずに、見て見ぬふりをする

すぐにお風呂に入った

ほめる

例 「自分からお風呂に入れたね、えらいよ」などと言って、自発的に行動に移せたことをしっかりほめる

しばらくたってもお風呂に入らない

ペナルティを与える

例 すぐにお風呂に入れなかったときに与えることを約束しておいたペナルティを、淡々と言い渡す。「すぐにお風呂に入らなかったから、今夜はもうテレビは見られませんよ」

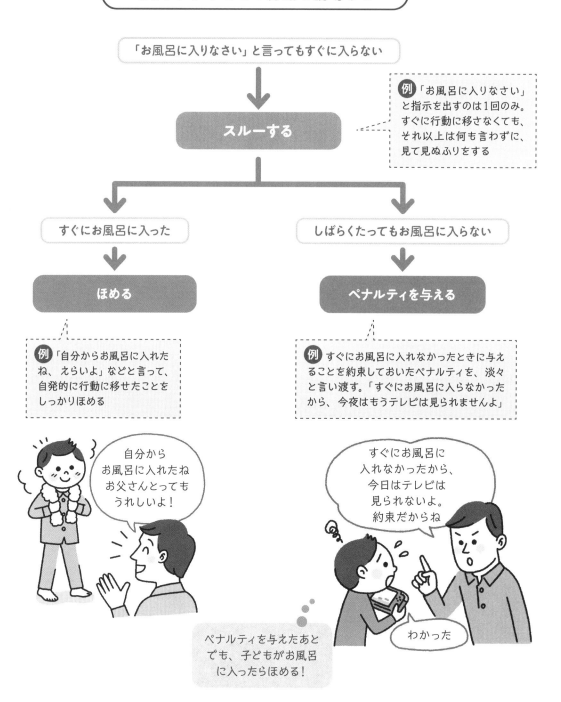

自分から
お風呂に入れたね
お父さんとっても
うれしいよ！

すぐにお風呂に
入れなかったから、
今日はテレビは
見られないよ。
約束だからね

わかった

ペナルティを与えたあとでも、子どもがお風呂に入ったらほめる！

ペアレンティング実践のポイント

ペナルティをどうやって決める?

ペナルティの決め方の例

- 「お風呂に入りなさい」という指示は1回のみ出す
- 指示を出してから行動に移すまで3分間待つ
- 3分間待ってもお風呂に入らなければ、ペナルティを与える　　　　　など

ペナルティの例

- その日はもうテレビは見られない
- ゲームやあそびの時間を30分短縮する
- お風呂上がりのアイスを食べられない（代わりに水を飲む）　　　　　など

※指示を出す回数、行動に移すまでの待ち時間、ペナルティの内容はあくまで一例です。子どもの年齢や特性、各家庭の考え方や価値観に応じて適宜決めてください。

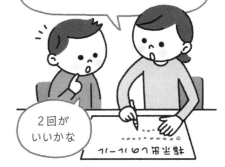

お母さんが言う回数は何回までにしようか

2回がいいかな

どういう状況下で、どのようなペナルティを与えるのかということは、あらかじめ親子で話し合って決めておく必要があります。事前の約束がないまま、親がそのつど気分でペナルティを決めて、子どもに押しつけることがないようにしましょう。子どもに「約束したことだ」と自覚させることが重要です。

こんな場面にも応用できます

「ご飯ですよ」と声をかけてもなかなか食卓につかない

「もう寝なさい」と注意してもいつまでも起きている

「片づけなさい」と言ってもなかなか片づけをはじめない

注意!

指示を聞けない場面で、いつもペナルティを与えることが有効なのではありません。基本的に、よほど容認できない状況を除き、ペナルティは与えないほうがよいといえます。できるだけ「ほめる」と「スルー」だけを使って、子どもの行動改善を促すようにしましょう。

困りごと 2

会話に割り込んでくる

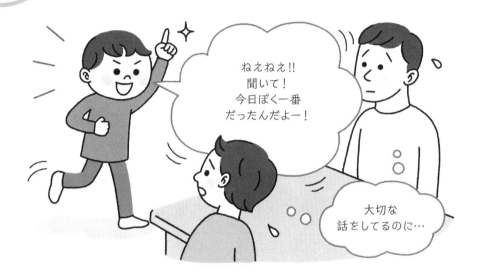

家族で会話をしているときに、だれかが話している途中なのに、そのことばを遮るように自分の話をはじめてしまいます。そのつど、「人の話を最後まで聞きなさい」「自分の話ばかりするのは勝手すぎるよ」と注意するのですが、一向に改善しません。このようなことがたびたびくり返されるので、家族の団らんの途中で雰囲気が悪くなってしまうこともあります。

どんな原因があると思いますか？

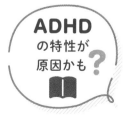

ADHD の特性が原因かも？

▼ 多動性	人の話を静かにじっと聞いていること自体が苦手です。短時間ならがまんできても、長くなってしまうと飽きてきて、最後まで聞いていられない場合があります。
▼ 衝動性	話したいことを思いつくと、衝動的に口を突いて出てしまう傾向があります。先に話している人がしゃべり終わるまで待っていることができず、本人に悪気はないのですが、結果的に会話に割り込んでしまうことになります。

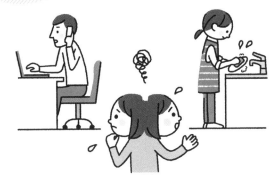

日常的に会話に割り込みやすい状況がある

ＡＤＨＤの子どもだけでなく、きょうだいや親も日ごろから会話に割り込んでいませんか？　家庭内にそういう風潮があると行動が助長されます。

親が話を聞く機会が少ない

ＡＤＨＤの子どもが、ふだんから話したいことを、親に十分に聞いてもらえないでいると、言いたいことをより強くアピールしてくる可能性があります。

その対応 どうしてNG？

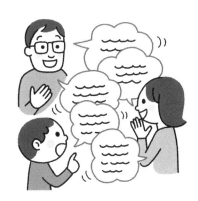

「割り込んでもよい」と理解してしまう

家族どうしの会話のなかで、人の話を遮ってしゃべる習慣がついてしまっていると、ＡＤＨＤの子は「みんなと同じように、自分も会話に割り込んでいいんだ」と思い込んでしまいます。

「聞いてほしい」という欲求が満たされない

子どもが話を聞いてほしいと要求してきたときに、親がうるさがってその要求をあまり受け入れていないと、子どもはフラストレーションがたまってしまい、いつでも自分の話を真っ先に聞いてもらいたいという態度が目立って現れる場合があります。

アドバイス あとから注意するのではなく「警告」を発する

「人の話を最後まで聞く」ことが正しいということはＡＤＨＤの子どももわかっていますが、話したくなったときにブレーキが利かないため、正論で注意されても次から心を入れ替えることができません。もし、正論を言うなら、子どもがしゃべりだす前になんらかの「警告」を発するほうが有効でしょう。また、「自分勝手すぎるよ」というように、子どもの人格や人間性を非難するような注意のしかたは避けましょう。ネガティブなことばを使うと、「自分は親からそう見られているのだ」という気持ちになり、自己肯定感を低下させ、自己嫌悪や自己否定に陥らせることにつながります。

ペアレンティングを実践してみよう！

「会話のルール」を家族で決める

家族間で話し合って、会話をするときのルールを決めましょう。話しはじめるときは「話してもいい？」と周りの人に断ってから話す、人が話し終わってから自分の話をするなど、ごく当たり前の会話のマナーを家族のルールとして決定し、全員で合意し、共有しましょう。

ルールの例

- 話している人の話を最後まで聞く
- 会話に加わるときは、「一緒に話してもいい？」と断り、みんなの了解を得てから加わる
- 一人の人が続けて話さない（順番に話す）
- 話したいことを思いついたら、3秒間待ってから「話してもいい？」と聞いて話す
- 大きな声を出さない
- 悪口や人を不快にする話題は避ける　　　　など

※ルールの内容はあくまで一例です。子どもの年齢や特性、各家庭の考え方や価値観に応じて適宜決めてください。

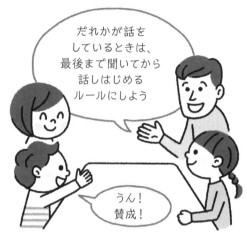

「会話のルール」を守っている人をほめる

ルール違反をした人を叱るのではなくルールを守っている人をほめる

ルールを決めると、「違反した人に注意をする」という対応になりがちですが、ペアレンティングでは、注意や叱責はできるだけしません。ADHDの子がルールを守れていたら、すぐにほめますし、ほかの子（きょうだいや友だちなど）がルールを守っていたら、その子をほめましょう。

注意！

ルールを守れている子どもをほめるだけにとどめ、守れていない子どもを非難したり、守れている子と比較したりしないようにしましょう。

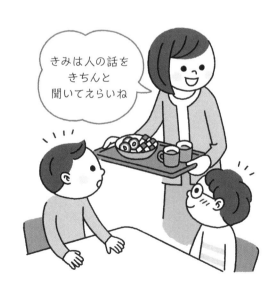

ペアレンティング実践のポイント

ペナルティよりもほめるのが基本

「ルール通りに会話ができている人をほめる」のが基本であり、ルールが守れていない子どもに対しては、叱るのではなく、「スルー」をします。子どもは、親が自分以外の子をほめるのを見て、どのような行動をすればほめてもらえるのかを理解するでしょう。そして、その子がほめてもらおうと、ルール通りに会話ができるようになったら、すかさずほめます。これで、ペアレンティングは成功です。

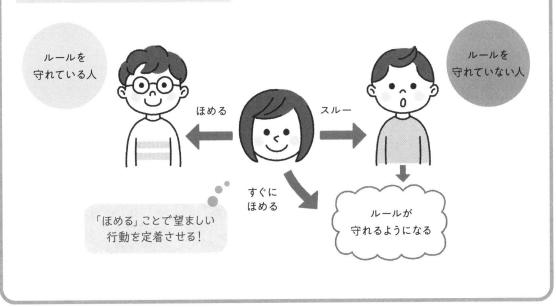

ルールを守れている人

ルールを守れていない人

ほめる

スルー

すぐにほめる

「ほめる」ことで望ましい行動を定着させる!

ルールが守れるようになる

Q 親が電話で人と話をしているときに、自分に注意を向けようと「ねえ、ねえ」と声をかけてきます。「電話が終わってからね」と言っても聞きません。どのように対応したらよいでしょうか?

A 電話のたびに話しかけてくるようなら、「腕つかみ作戦」が有効です。電話中に親に話しかけたくなったときは、親の腕を軽くつかむように、子どもにあらかじめ言っておきます。これは「話がしたい」という合図です。子どもが腕に手をかけてきたら、親はその子の手の上に自分の手を重ねましょう。これは「あなたが話したいことをわかったからね」という合図です。腕をつかんでいる間、子どもは少し安心できるはずです。電話が終わったら、すぐに「手を置いて合図できたね、ありがとう」とほめます。そして、子どもの話をじっくり聞いてあげましょう。

困りごと **3**

なくし物が多い

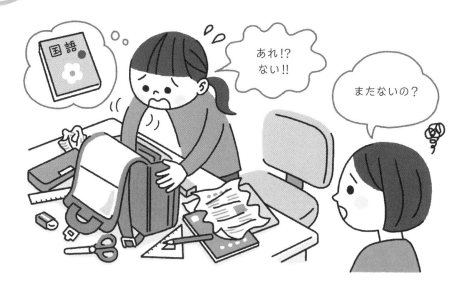

翌日の学校の支度をしているときに、必ず見つからない物があり、「ない、ない」と言いながらさがしはじめます。手伝ってさがし回るのですが、結局見つからないまま学校に行かなければならない日もあり、先生からは「忘れものが多い」と注意されています。何回なくしても懲りずに、毎日のように、なくし物をさがしているので、あきれてしまいます。

どんな原因があると思いますか？

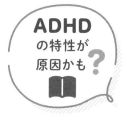

ADHD
の特性が
原因かも？

▼ 不注意

注意力に弱さがあるため、ランドセルから出したものを無造作にどこかに放ってしまい、そのことを忘れてしまっている可能性があります。また、なくし物が多いことを自覚して、ランドセルから物を出すときに「なくさないようにしよう」と気をつけることができません。物をなくさないように所定の位置にしまったり、あとからすぐに見つけられるように見えやすい場所に置いたりといった意識をもつことも難しいのが特徴です。

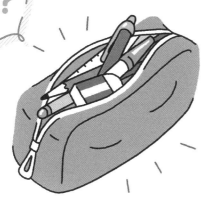

環境
に原因が
あるかも**?**

持ち物が多すぎる

文房具や学用品などの持ち物が多すぎると、管理が難しくなるため、なくす原因となります。持ち物を最小限に減らすことで、管理が楽になります。

持ち物に記名がない

学校で使う教科書などの教材は、ほかの子どもも同じ物を使うため、自分の物かどうか見分けがつかない場合があります。最低限、名前を書いておくことが求められます。

物を移動させる

ランドセルから出し入れする途中で、物がなくなる可能性が高いといえます。出す必要がなければ、入れっぱなしにしておくことがなくし物の防止につながります。

出し入れすることで
なくなりやすくなる

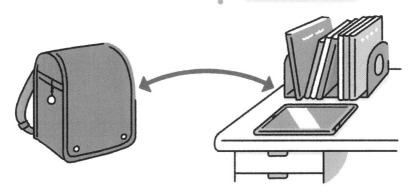

コラム

気をつければ物をなくさなくなる？

ADHDのある人は、なくさないように気をつけようと思ってもそのことをすぐに忘れてしまったり、注意深く行動したりすることができません。それは、生まれもった特性であり、本人の努力で変えることはできないものです。「細心の注意を払って気をつければなんとかなる」という理屈は通用しません。そのことを理解せずに、なくし物をくり返すADHDの子どもに、「何回言ってもわからない」「反省が足りない」「みんなはできている」などと、軽々しく言ってしまう大人がいます。自分の努力でどうにもならないことをせめられた子どもがどれだけ悩み、傷つくか想像してほしいと思います。ADHDの人のなくし物は、本人の努力で克服させるものではなく、なくしにくい環境をサポートすることで解決させるものなのです。

ペアレンティングを実践してみよう!

「なくしにくい」環境を整える

学校に持っていく物をなくさないようにするためには、こんな工夫をするとよいでしょう。

持ち物はなるべく少なく

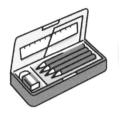

筆記具などの
個数が
確認しやすい
筆箱に入れる

すべての持ち物に名前を書く

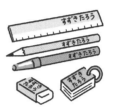

どんな小さな
物にも
名前を書く

プリント類は透明ケースに入れる

中身が落ちない
ジッパーつき
ケースがおすすめ

学用品を平ゴムで束ねる

教科ごとに
教科書、副教材、
ノートをまとめる

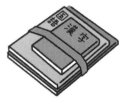

「持ち物リスト」で毎日チェックする

学校に毎日持っていく定番の持ち物は、チェックリストをつくって前の晩に確認するようにしましょう。持ち物がなくなっていないかを確認するのと同時に、忘れ物対策にもなります。

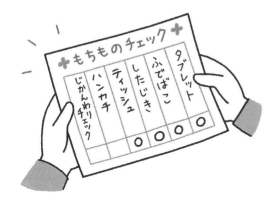

持ち物を移動させない方法

ランドセルに入っている物を帰宅後、出さずに入れっぱなしにしておくことができれば、物をなくす心配はありません。可能な限り、物の出し入れをしないということも対策の1つになります。

ペアレンティング実践のポイント

学校にも協力してもらう

物をなくす場所は家庭内に限りません。学校で物をなくしてしまうケースも少なくないでしょう。物をなくさないようにするためには、学校にも協力を求める必要があります。学校で教材などを一時的に入れるボックスの使用を認めてもらったりすることで、なくす機会も減らすことができます。

学校用

自宅用

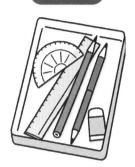

学校用と自宅用を用意する

学校に学用品を置きっぱなしにし、持ち帰らないという方法もあります。学用品を置いておくことができないか、先生に相談してもよいでしょう。学校用と自宅用の2セット用意できるものがあれば、なくし物や忘れ物を減らす対策になります。

物の紛失を防ぐアイデア

1 はさみやホチキスなど家族で共用している物は、伸縮性のリールホルダーをつけて、一か所に固定するのがおすすめです。

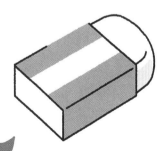

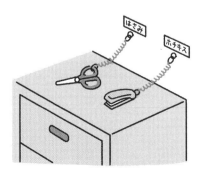

2 子どもがなくしやすいもののナンバーワンが消しゴムです。消しゴムは使っているうちに小さくなってしまうので、紛失しても気づきにくいのです。紛失防止のために思い切り大きな消しゴムを持たせるのも一案です。

困りごと 4

片づけられない

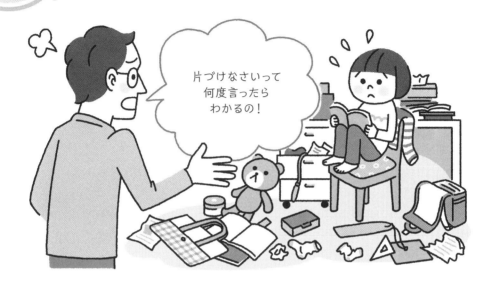

> 片づけなさいって何度言ったらわかるの!

整理整頓が苦手で、読みかけの本、学校から持ち帰ったプリント類や脱ぎ捨てた洋服などで部屋の中は足の踏み場もないほど散らかっています。「片づけなさい」と何度言っても片づけられません。見かねてときどき掃除をしますが、すぐに元の散らかった部屋に戻ってしまいます。そんな状態なので、必要な物がすぐに見つからず、さがし物ばかりしています。

どんな原因があると思いますか?

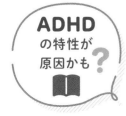

ADHDの特性が原因かも❓

▼ 不注意

使った物を元の位置に戻したり、捨てるべき物をゴミ箱に入れたり、汚れた衣服を洗たくカゴに入れたりといった行動をすぐにとらずに、「あとでやろう」と思いながら、いろいろな刺激に気をとられ、忘れてしまいがちです。これは「転導性」（注意のコントロール不全）と呼ばれるADHDの特性の1つです。また、物を片づけようとすると時間と手間がかかるため、なかなか着手する気になれずに先延ばしにしてしまう傾向があります。

環境
に原因が
あるかも❓
⬆

こんな環境になっていませんか？

しまう場所がわかりにくい

どこに何をしまったらよいのかが、ひと目で
わからない場合、片づけるのが面倒になっ
て、物をその辺りに放ってしまいがちです。

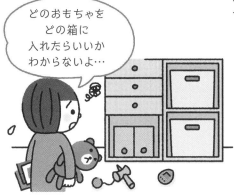

どのおもちゃを
どの箱に
入れたらいいか
わからないよ…

キッチリ！

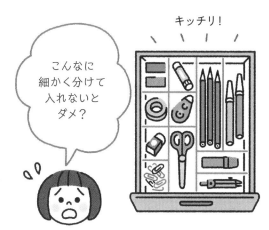

こんなに
細かく分けて
入れないと
ダメ？

しまう場所を細分化しすぎる

しまう場所が細分化されていて、どれをどこ
に入れるか分別しなければならないケースで
は、片づけに時間と手間がかかるため、お
っくうになってしまいます。おおざっぱにしま
えるほうが、片づけやすいといえます。

親の行動
に原因が
あるかも❓

こんな行動していませんか？

子ども任せにする

ADHDの特性上、片づけることが苦手なので、それを子ども任せにしても、うまくいく
はずがありません。親が「一緒に片づけをはじめよう」と子どもを誘うなど、整理整頓のき
っかけづくりが求められます。

「片づけなさい」とうるさく言う

指示や叱責するだけで、子どもが自発的に片
づけるだろうと期待していませんか。片づけ
ることが苦手な子は、「片づけなさい」と口う
るさく言われたら、ますますやる気が失せて
しまいます。

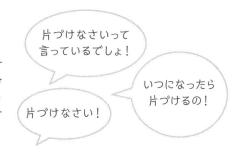

片づけなさいって
言っているでしょ！

いつになったら
片づけるの！

片づけなさい！

ペアレンティングを実践してみよう！

しまう場所をわかりやすくする

絵や文字でラベルをつけたり、仕切りを設けたりする

何をどこにしまえばよいかが、子どもにもひと目でわかるような工夫が必要です。

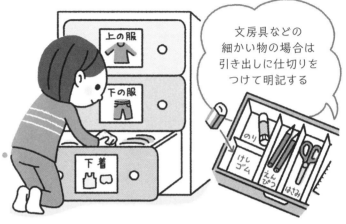

文房具などの細かい物の場合は引き出しに仕切りをつけて明記する

入れる物を書いたラベルを貼って目立たせる

片づけを親が手伝う

口頭で「片づけなさい」と何度言っても、子どもはなかなか片づけようとはしないでしょう。肝心なのは、親が「片づけよう」と誘いかけ、一緒に片づけを手伝うことです。片づけるきっかけをつくり、片づけ終わるまで根気よくつきあいましょう。

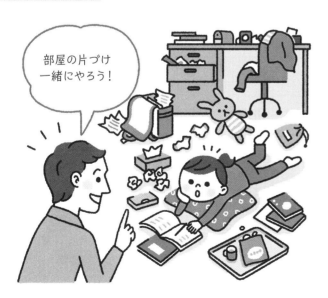

部屋の片づけ一緒にやろう！

自発的に片づけをはじめるのは困難ですが、親が手伝ってくれるのであれば、「やってみよう」という気持ちになります。片づけが終わるまでつきあい、片づけ終わったときに、「きれいになってよかった！」という達成感を共有することが重要です。

ペアレンティング実践のポイント

小言は言わず、できたところをほめる

片づけを手伝うときには、小言はやめましょう。「こんなことも一人でできないでどうするの?」とか、「手伝ってあげるのは今日だけですからね」といったネガティブなことばも避け、小さなことでもできたところを見つけておおいにほめましょう。「片づけるの結構得意なんじゃない?」といったほめことばも効果的です。

✕

> もっとサッサと
> できないの?

> 片づけなんて、お友だちは
> みんな自分でやっているよ

> 今日は特別に手伝ってあげたけど、
> 次からは自分でやりなさいよ!

> どこにしまうか
> すぐに覚えられたね

> がんばって片づけられたね
> お母さんうれしいよ!

> 片づけるの結構上手じゃない!
> こんなにできるなんてすごいよ!

実は親も
片づけが苦手

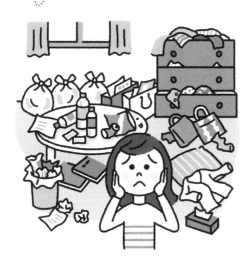

子どもの「一番の理解者」になれる

子どもにADHDがある場合、親にもADHDの特性があるケースが少なくありません。「実は私も片づけが苦手です」と打ち明けてくる親御さんもいます。そういう場合は、片づけるのが苦手な子どもの気持ちがよくわかるはずです。言い換えると、子どもの「一番の理解者」になれるということではないでしょうか。ですから、子どもを「だらしない」と思わないでください。親自身も、これまでいろいろな人からそういう評価を受けて、つらい思いをしてきたこともあるのではないでしょうか。片づけられないということは「1つの特性」に過ぎず、その人の人間性にかかわる問題ではありません。だれでも苦手なことはあります。得意なことで、力を発揮すればよいのです。

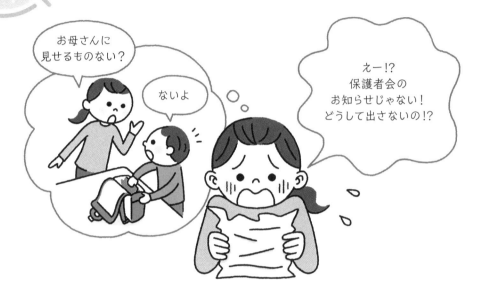

困りごと 5

忘れっぽい

学校から配布されたプリントを渡し忘れて、親が保護者会の開催を知らないまま出席しそびれてしまうことや、宿題の期日を忘れて提出が間に合わなくなったりすることがあります。「今日、学校から手紙を渡されなかった？」と聞くと「もらっていない」と即答し、「宿題の提出日はまだなの？」と聞くと「まだ大丈夫」と返事をしますが、どこまで信用してよいのかわかりません。

どんな**原因**があると思いますか？

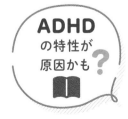

ADHDの特性が原因かも？

▼ 不注意

親をだまそうと思って「もらっていない」「まだ大丈夫」と言っているのではありません。もともと記憶にとどめておくことに弱さがあり、ついさっき聞いたことでも忘れてしまうことがあります。また、時間の経過のなかで、別のことに次々と関心が移っていくため、先に覚えたことが忘れ去られる傾向があります。「大切なことだから覚えておかなければ」と自分に言い聞かせ、その意識を保ち続けておくことも苦手です。

親の行動
に原因が
あるかも？

こんな行動していませんか？

厳しく言い聞かせる

忘れやすさはADHDの特性なので、「しっかり覚えておくように」「二度と忘れるな」と言い聞かせて、本人の意識を高めさせようとしても意味がありません。努力不足が原因ではないことを踏まえる必要があります。

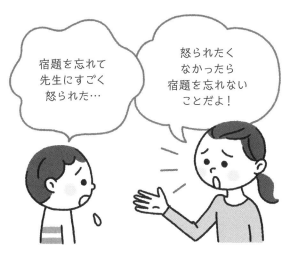

宿題を忘れて
先生にすごく
怒られた…

怒られたく
なかったら
宿題を忘れない
ことだよ！

「失敗したら懲りるだろう」と期待する

「忘れたことが原因で大きな失敗をしたら、懲りて二度と忘れないようになるだろう」といった期待はしないほうがよいでしょう。つらい結果を引き受けることで、次から心を入れ替えて、しっかり覚えるようになる…。それは定型発達の子には通用しても、ADHDの子どもには通用しません。

環境
に原因が
あるかも？

こんな環境になっていませんか？

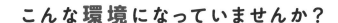

忘れないための工夫がない

忘れやすい特性自体を変えることはできないので、なんらかの工夫や対策が必要です。本人の心がけや努力だけに頼っていては、問題は解決しません。

忘れたときの対策がない

忘れてしまうことを完全に防ぐことはできませんから、忘れてしまったときにどうやってカバーするかを考えておくことが重要です。「忘れても大丈夫」と思える対策をいくつか用意してあげる必要があります。

忘れないための
対策　＜　忘れてもよい
対策

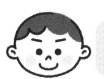

忘れても困らない対策が
あれば子どもも安心できる

ペアレンティングを実践してみよう！

忘れにくくするための工夫をする

親が声をかけて思い出させる

忘れないようにすることには限界があるのですが、忘れにくくするために工夫できることはあります。

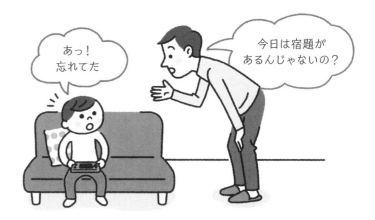

忘れてしまうことを前提に、忘れてもよい対策を練る

忘れないようにすることよりも、忘れたときのカバーの方法を用意することのほうが大切です。子どもが忘れてしまっても困らないようなサポートを整えましょう。

親がランドセルの中身を確認する

「今日大切なプリントもらわなかった？」と聞くだけでなく、子どものランドセルの中身を親自身がチェックし、学校からの手紙などが入っていないか確認しましょう。

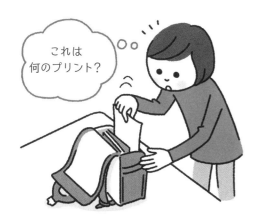

学校と連絡をとり情報を共有する

子どもの特性を学校に理解してもらったうえで、重要な情報や大切な提出物があるときは、先生から直接親に連絡してもらうようにお願いします。

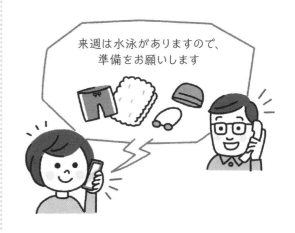

ペアレンティング実践のポイント

忘れてしまうことを非難しない

忘れやすい特性は生まれもったものなので、非難や叱責はせずに、救済策を提示します。一方、忘れずにできたときにはおおいにほめてあげましょう。

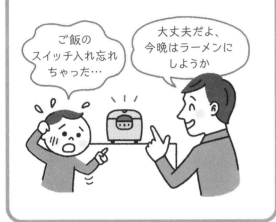

大切な約束は気にかけてあげる

友だちとあそぶ約束もたびたび忘れると、友だちとの関係が損なわれるため、親が把握できる範囲で、友だちとの約束を忘れないように、ときどき声かけをしてあげるとよいでしょう。

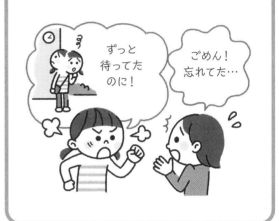

将来に向けた取り組み

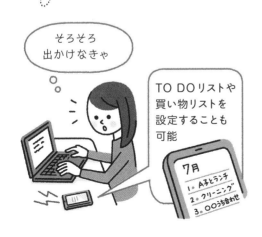

スマホやパソコンを使って「忘れ防止」が可能に

子どものうちは、いろいろなことを忘れないように親や先生からサポートを受ける必要があります。しかし、スマホやパソコンを自分で操作できる年齢になると、スケジューラーやリマインダー機能などを駆使して、自分で予定や約束を忘れないように管理することができるようになります。また、SNSなどを使って友だちや同僚と情報を共有することで、大切な用事や締切りを頻繁に確認し合うこともでき、課題の提出忘れなども防げます。忘れやすい特性があることを自覚していれば、IT機器を上手に活用しながら、ミスを防ぐための対策を自分で講じることが可能になるでしょう。

困りごと **6**

宿題をやり遂げられない

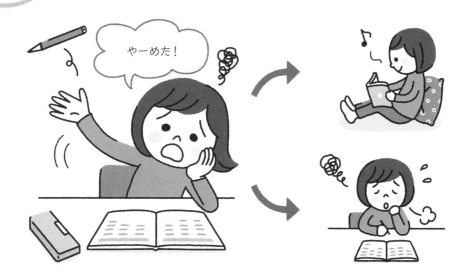

宿題を最後までやり遂げることができず、途中で投げ出してしまいます。机に向かってから10分もしないうちに席を立ち、読みかけの本を読みはじめたり、おやつを食べはじめたりして、なかなか宿題の続きをやろうとしません。注意するのですが、早く宿題を終わらせる気がないのか、鉛筆を持った手は止まったまま、ため息ばかりついています。

どんな原因があると思いますか?

ADHD の特性が 原因かも **?**

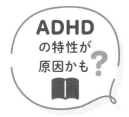

▼ **不注意**

気が散りやすいため、宿題以外のもの(テレビやゲーム、きょうだいの存在など)が気になって集中できないことがあります。注意を向けるべき対象が宿題であるということを理解しつつも、宿題を優先させて、ほかの関心事を後回しにすることも苦手です。得意な教科では集中できても、不得意な教科になると集中力が持続しない傾向があります。また、苦痛な宿題をやり遂げるための動機づけや見返り(ごほうび)がないと、やる気が出せないのも特性の1つといえます。

こんな環境になっていませんか？

気が散りやすい環境

周りの刺激に気をとられやすい特性があるため、宿題以外のものが目につくと、集中できません。窓から見える景色やテレビの音、おやつ、きょうだいの存在なども気になります。宿題以外の教材や本などが周囲に雑然と置かれていても、それが視界に入ってきて集中できなくなります。

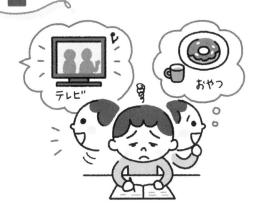

宿題のハードルが高すぎる

内容が難しすぎる、量が多すぎる宿題は、子どもの大きな負担となり、やり遂げるのに時間がかかってしまいます。本人の学力に見合った宿題が用意されるべきです。

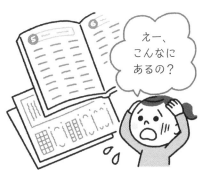

こんな行動していませんか？

子どもに一人で宿題をやらせる

「ちゃんと宿題をやりなさい」と口頭で指示するだけでは、あまり意味がありません。「自分でできるのに怠けている」と決めつけないようにしましょう。宿題がはかどらないときは、何か理由があるはずです。宿題をやり遂げるのに時間がかかっているときは、親がそばについて支援する必要があります。

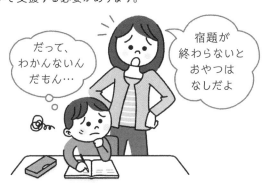

宿題に集中しやすい環境をつくる

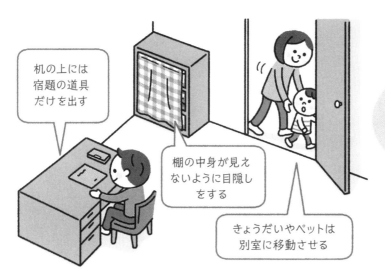

机の上には宿題の道具だけを出す

棚の中身が見えないように目隠しをする

きょうだいやペットは別室に移動させる

ＡＤＨＤの特性を踏まえて、気が散りにくい環境を整えましょう

親が積極的にサポートする

宿題をはじめるときのサポート

「親が宿題を手伝う必要があるの？」と思われるかもしれませんが、一人で自主的に宿題をこなせない子どももいます。その場合は、親が積極的にかかわることで、子どものやる気を促すことが期待できます。

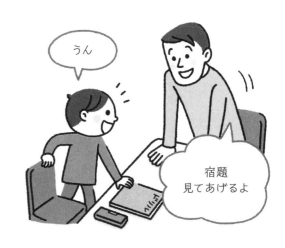

うん

宿題見てあげるよ

集中力が続かないときは？

宿題が難しくて解けないなど、うまく進められないでいるときは、親が横について一緒に考えてあげましょう。

ペアレンティング実践のポイント

宿題のレベルや量が合わないと思ったら…

子どもの学力はまちまちなので、同じ宿題でも楽に解ける子もいれば、時間をかけてもなかなか解けない子もいます。あまりにも長時間かかる場合は、先生に相談して宿題の難易度を下げてもらったり、量を減らしてもらったりすることも考えましょう。

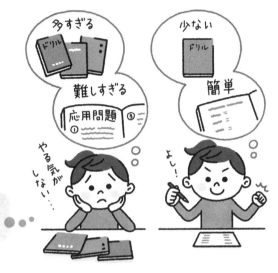

難易度や量の調整が必要

宿題をはかどらせるアイデア

1
宿題を終わらせたら、「ごほうび」をあげる約束をしておくことも効果的です。「ごほうび」はおやつや、好きな活動やあそびをしてもよい、といった手軽なもので構いません。あとで「ごほうび」がもらえると思うと、がんばりが利きます。

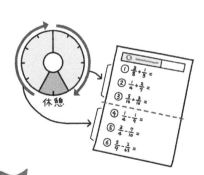

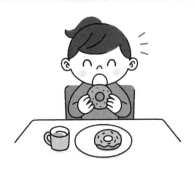

2
先に好きな教科に取りかかり、苦手な教科を後回しにしたほうが、宿題がスムーズに進めやすくなります。また、短時間で休憩をはさみながら進めると、集中力が保ちやすくなります。

困りごと **7**

計画的にできない

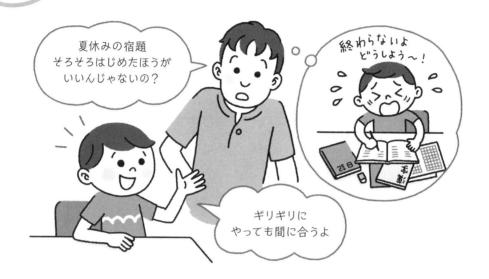

夏休みの宿題になかなか取りかからず、最終日にまとめてやろうとしますが、結局終わらせることができず、新学期早々先生に叱られます。毎年同じことをくり返しているので、「今年は早くからはじめなさいよ」とたびたび注意するのですが、一向に取りかかりません。去年懲りたことを反省していないのか、忘れてしまっているのか、理解に苦しみます。

どんな原因があると思いますか？

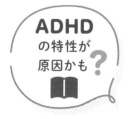

ADHD
の特性が
原因かも**?**

不注意

好きなことや興味のあることにはすぐさま飛びつくのですが、精神的努力を要することや気乗りのしないことになると、ギリギリまで取りからないのはADHDの特性の1つです。また、課題を順序立てて行うことも苦手で、ギリギリにやりはじめてもなんとかなると考えてしまいがちです。さらに、努力を要する課題に取り組むからには、なんらかの見返り（ごほうび）が約束されていないと、やる気がなかなか湧かないという特性も認められます。

こんな行動していませんか？

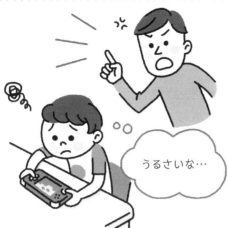

うるさいな…

「早くやりなさい」と連呼する

ＡＤＨＤの特性が原因なので、「早くやりなさい」とくり返し注意しても、効果はあまりありません。おそらく注意せずに黙って見ていても、結果は同じことでしょう。怒り口調になれば、子どもからうるさがられ、親子関係が険悪になるだけです。

子どもが自発的に動くのを待ちすぎる

取りかかりが悪いのは、「本人の意志が弱いから」「がんばりが足りないから」と決めつけないことです。がんばろうと思ってもがんばれないのがＡＤＨＤの特性だからです。ですから、子どもが心を入れ替えて、自発的に宿題に取りかかるのを待つのではなく、子どもが重い腰をあげられる「手助け」をしてあげる必要があります。

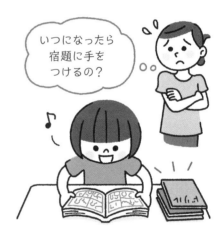

いつになったら
宿題に手を
つけるの？

その対応 どうしてNG？

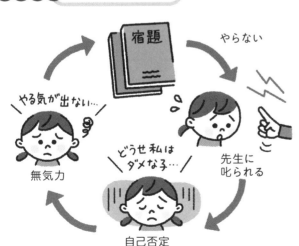

宿題

やらない

やる気が出ない…

どうせ私はダメな子…

無気力

先生に叱られる

自己否定

宿題に取りかかれないままでは、いつまでも達成感が得られない

取りかかれないままでいれば、宿題ができないので達成感も得られず、学校で先生に叱られて、自分を否定的にとらえるようになってしまう可能性があります。自信を失い、自虐的になることで、意欲が低下し、ますます取りかかりが悪くなっていくかもしれません。

ペアレンティングを実践してみよう！

自分ではじめられないときは親がサポートする

「夏休みの宿題をはじめなさいね」と言ってもなかなかはじめない

↓

スルーする

> **例** 「宿題をはじめなさいね」と言うのは1日1回のみ。すぐに行動に移さなくても、それ以上は何も言わない

その日のうちに宿題をはじめた

↓

ほめる

> **例** 「自分からすすんで宿題をはじめられたね、すごいじゃない！」などと言って、自発的に行動に移せたことをしっかりほめる

なかなか宿題をはじめない

↓

「一緒にやろう」と誘いかける

> **例** 「見てあげるから夏休みの宿題をやりはじめよう」と声をかけ、どの宿題からはじめるか、今日はどれくらいやるかなど、一緒に計画を立てて、取り組みを支援する

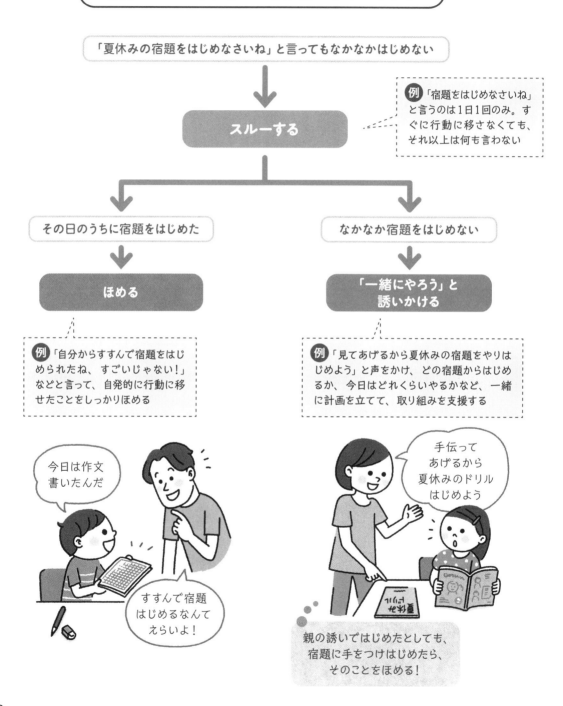

今日は作文書いたんだ

すすんで宿題はじめるなんてえらいよ！

手伝ってあげるから夏休みのドリルはじめよう

親の誘いではじめたとしても、宿題に手をつけはじめたら、そのことをほめる！

ペアレンティング実践のポイント

「トークンエコノミー」を活用する

「トークンエコノミー」は、夏休みの宿題のような根気のいる課題に取り組むときに有効な方法です。たとえば、「30分間宿題をやったらシールを1枚あげる」といった約束をしておき、シールが10枚たまったら、「好きなお菓子を買ってあげる」などの「ごほうび」を与える方法です。シールが何枚たまったかひと目でわかるように、シートに貼って見えるところに置いておくとよいでしょう。10枚たったらいったんクリアになりますが、またためはじめることができるので、長期間かけて取り組む課題にも向いています。

※条件やごほうびは、あくまで一例です。子どもの年齢や特性、各家庭の考え方や価値観に応じて適宜決めてください。

「トークンエコノミー」の詳しい解説は

114ページ参照

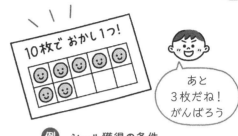

例 シール獲得の条件
- 30分間勉強した
- ドリルを1ページやった

注意！

ごほうびは、豪華すぎないささやかなものがよいでしょう。取り組む課題と釣り合いがとれていることが大切です。

ペナルティはむやみに与えず、小さなことでもすぐにほめる

宿題に取りかからない子どもにペナルティを与えてまで宿題をやらせるべきでしょうか。それは各家庭の考え方によりますが、ペアレンティングでは、極力ペナルティは与えずに子どもの行動改善を促すことが望ましいとされています。ささいなことでも、がんばっているようすがうかがえたらすかさずほめましょう。結果や成果だけでなく、プロセスをほめることが大切です。ほめる頻度が多いほど望ましいといえます。

宿題をはじめないから、しばらくゲームは禁止だよ！

夏休みの宿題が終わるまでどこにも出かけないよ

⬇

厳しすぎるペナルティは「脅し」の道具となり子どもの心を萎縮させる

自分から机に向かえたねえらいよ

宿題を後回しにしなかったねお父さんうれしいよ

⬇

子どもの姿勢や行動を肯定することばなので、子どもの自己肯定感を高める

困りごと 8

食事中に席を立つ

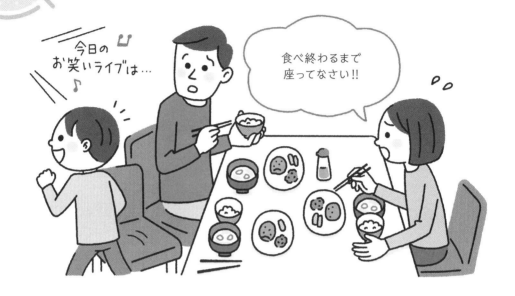

食事中、落ち着いて座ったまま食べることができません。テレビが気になって離席したり、途中であそびはじめたりします。「ちゃんと座って食べなさい」と注意しても、なかなか聞きません。怒って片づけようとすると、「まだ食べてるよ！」と言って慌てて席に戻りますが、またすぐに立ち歩きます。いつまでも食卓が片づけられずに困っています。

どんな原因があると思いますか？

ADHD の特性が原因かも？

不注意	周囲のさまざまな刺激に気が散ってしまう性質(転導性)があり、食事中に別のものに関心が移ってしまうと、食卓を離れて興味の対象に向かうこともあるでしょう。集中力が長く続かないため、食事に飽きてしまうケースも少なくありません。
多動性	一定時間、座ったままの姿勢を維持しなければならない状況で、席を離れてしまう特性があります。この特性が授業中に出てしまう場合もあります。

こんな環境になっていませんか？

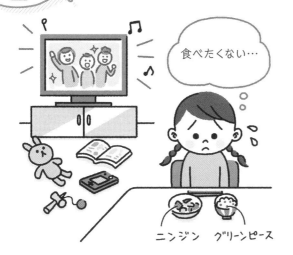

ニンジン　グリーンピース

周りに刺激が多い食事環境

食卓の近くでテレビがついていたり、あそび道具が散乱していたりといった状況では、食事に集中できません。食事以外のことに気が散らないように周りの環境を整える必要があります。

苦手なメニューを用意する

嫌いなメニューだったり、料理に苦手な食材が入っていたりすると、食事自体が苦痛になってしまい、食卓に向かう気にはなれません。子どもが好きな料理を何か一品は用意しましょう。

こんな行動していませんか？

注意ばかりする

「座って食べなさい」「早く食べなさい」などと注意ばかりしていると、食事が楽しくなくなり、ますます食事への関心が薄れてしまいます。食卓を囲むほかの家族にも不快な思いをさせてしまいます。

食事時間などに配慮しない

ADHDの特性上、一定時間じっと座っていることが難しかったり、同じ活動を長時間続けることが苦手だったりします。子どもが食事に飽きてしまう前に食事を終わらせたり、時間を短く区切って食事ができるようにしたりするなど、なんらかの工夫や配慮が求められます。

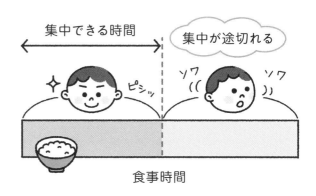

ペアレンティングを実践してみよう！

食事に集中できる環境をつくる

気が散りにくく、食事に集中しやすい環境を整えましょう。

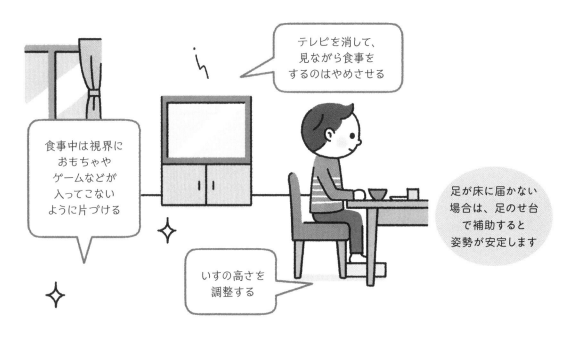

テレビを消して、見ながら食事をするのはやめさせる

食事中は視界におもちゃやゲームなどが入ってこないように片づける

足が床に届かない場合は、足のせ台で補助すると姿勢が安定します

いすの高さを調整する

集中力が続く間に食事をすませる方法を考える

食事を短時間で切り上げたり量を調整したりする

多動性や飽きっぽさがあることを踏まえて、短時間で食事を終わらせられる工夫や、子どもの集中力を維持させる方法などを考えます。10分しか着席できないのであれば10分間で食べ終えることができる食事量を提供したり、食事の時間を着席できる時間内に収めたりしましょう。

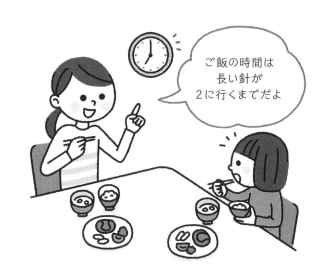

ご飯の時間は長い針が2に行くまでだよ

ペアレンティング実践のポイント

食事のマナーはきちんと教える

「食事の途中で席を立ってはいけない」「食べこぼしをしないように食べる」など、基本的な食事のマナーを日ごろから教えます。その通りになかなかできないとしても、正しいマナーを知っておくことは大切です。

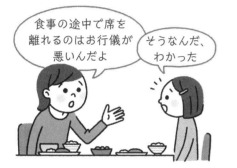

食事の途中で席を離れるのはお行儀が悪いんだよ

そうなんだ、わかった

食事のあとに「お楽しみ」をもうける

食事のあとにデザートを用意することで、「食事をがんばって食べよう」という気持ちにさせることができるかもしれません。食事が終わったら好きな活動をしてよいことにするなど、食後に「お楽しみ」をもうけることが効果的です。

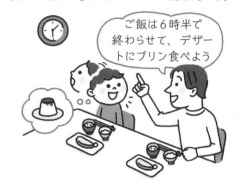

ご飯は6時半で終わらせて、デザートにプリン食べよう

思い切って食事を片づける

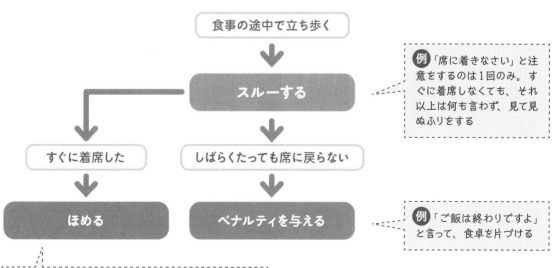

食事の途中で立ち歩く

↓

スルーする

例 「席に着きなさい」と注意をするのは1回のみ。すぐに着席しなくても、それ以上は何も言わず、見て見ぬふりをする

すぐに着席した → ほめる

しばらくたっても席に戻らない → ペナルティを与える

例 「ご飯は終わりですよ」と言って、食卓を片づける

例 「すぐに席に着けたね、ありがとう」などと言って、自分からすすんで食卓に戻ったことをしっかりほめる

※「席に着きなさい」と1回注意しても聞かなかったときは、食卓を片づけて、食事を強制的に終わらせることを、あらかじめ子どもと約束しておく必要があります。そのことを子どもが自覚しなければ意味がありません。ペナルティは怒らずに淡々と与えます。

困りごと 9 身だしなみが整えられない

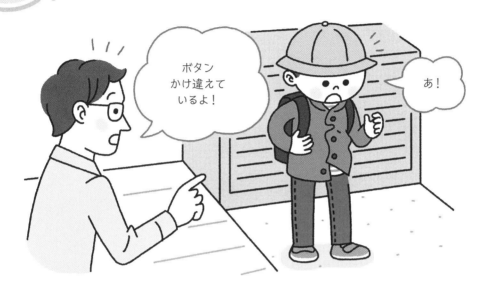

朝、登校前の子どもを見ると、シャツのすそがはみ出ていたり、左右が違うくつ下をはいていたりといったことに気づき、慌てて注意することがよくあります。注意されると「あ、ほんとだ」と言って直すのですが、親がずっとついて回るわけにはいかないので、外出先などでも、自分で気づいて衣服を整えられないと困ります。大人になってもこのままだと心配です。

どんな原因があると思いますか？

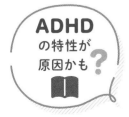

ADHD
の特性が
原因かも？

不注意

細かいことに注意が向かないのはADHDの特性の1つです。また、さまざまなことに気が散ってしまう特性のために、自分の身だしなみに気が回らない可能性もあります。とくに、熱中していることや没頭していることがあると、身だしなみを整えようという意識がおろそかになりがちです。

こんな行動していませんか？

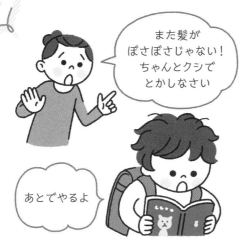

親の行動に原因があるかも？

また髪がぼさぼさじゃない！ちゃんとクシでとかしなさい

あとでやるよ

口頭で何度も注意する

口頭で何度注意しても、ＡＤＨＤの特性上、本人が軽く聞き流してしまっていたり、注意されたことをすぐに忘れてしまったりすることがあります。また、同じ注意を何度もくり返されると、うるさく感じてしまうため、逆効果になりがちです。

着こなしをほめたことがない

子どもが洋服を上手に着こなせたときや、「今日のスタイルは似合っているな」と思ったとき、「素敵だよ」「かっこいいよ」とほめたことがありますか。ダメなときは注意するのに、良いときにはほめないと、子どもは身だしなみに興味をもてなくなります。

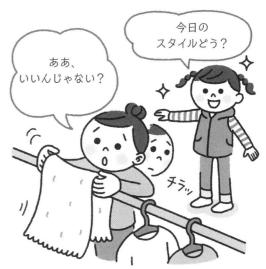

今日のスタイルどう？

ああ、いいんじゃない？

チラッ

その対応 どうしてNG？

聴覚 ＜ 視覚

視覚的に気づかせるのが効果的

口頭で何度も注意するのではなく、自分の目で確認して、「身だしなみがおかしい」と本人に気づかせるほうが効果が高いといえます。実際に鏡を見せるなどして視覚的に気づくことができるような工夫をするとよいでしょう。

ペアレンティングを実践してみよう！

鏡を見せて服装の乱れに気づかせる

ＡＤＨＤの子どもに、身だしなみが整っていないことに視覚的に気づかせるには、
鏡を見せる方法が最も効果的です。

ポイント

出かける前に、鏡に自分の姿を映して、身だしなみが整っているかどうか確認する習慣づけをするとよいでしょう。玄関に姿見を設置すれば、家を出る直前に、全身をチェックすることができます。

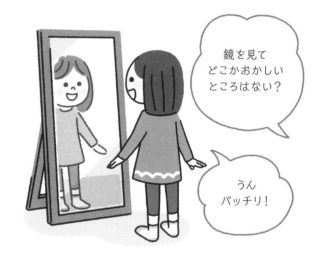

鏡を見て
どこかおかしい
ところはない？

うん
バッチリ！

身だしなみチェック表を活用する

小学校中学年以上であれば、毎朝、身だしなみチェック表を用いて、
自分の身だしなみを確認させることも可能です。

朝の身だしなみチェック表

☐ よごれているところがない
☐ ボタンが正しくとまっている
☐ シャツのすそが
　はみ出していない
☐ くつ下は正しいペアに
　なっている
☐ かみにクシを通した

ボタンは
どうかな？

ポイント

子ども任せにしてしまうと忘れてしまうので、慣れないうちは、親が声かけをして、一緒にチェックするとよいでしょう。

※身だしなみチェック表の項目は一例です。子どもの年齢や特性、各家庭の考え方や価値観に応じて適宜決めてください。

ペアレンティング実践のポイント

着脱しやすい服を用意する

不器用でボタンの留め外しに時間のかかる子どももいれば、面倒くさがり屋でボタンを1つ1つ留めるのをいやがる子どももいます。急いで支度をしなければならないのに、ボタンをゆっくり留めていられないということもあるでしょう。子どもが自分で楽に着脱できる服を用意することも大切です。

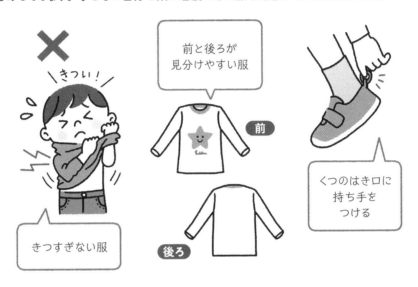

「身だしなみなんてささいなこと」と思わせない

ADHDの人のなかには、人からどう見られるかということに無頓着な人もいます。清潔できちんと着こなしていると、みんなから好かれるということを意識させましょう。また、トイレに入ったあとや、体育の着替えのあとなどに、服装が乱れやすくなることを教え、確認するよう促しましょう。

> 身だしなみが整っている人はおしゃれだね

> トイレのあとは身だしなみチェックだよ

コラム

子どもの着こなしをほめよう！

日ごろから、子どもの着こなしをほめるように努めましょう。たとえば、服装の乱れに気づいて直しているのを見かけたら、「自分で気づいて整えることができたね。素敵になったよ」というように、すかさずほめます。ふだんから身なりをほめられていると、子ども自身も身だしなみを意識するようになります。

困りごと 10

学校に遅刻する

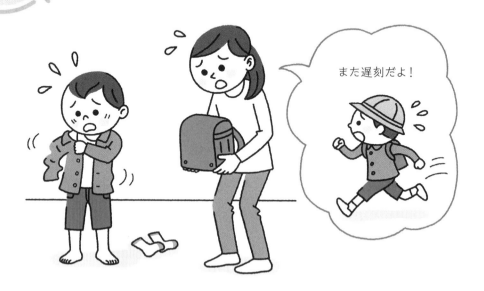

> また遅刻だよ！

毎朝、登校前にぐずぐずしていて時間がなくなり、大慌てで家を飛び出していきます。間に合うように余裕をもって起こしているのですが、なぜかギリギリで時間が足りなくなって遅刻してしまうこともしばしば。遅刻をしたらかわいそうだと思い、「早く食べなさい」「早く歯みがきしなさい」と、いちいち言わなければならず、イライラさせられます。

どんな原因があると思いますか？

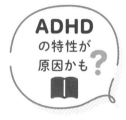

ADHDの特性が原因かも？

不注意

ADHDのある人は、活動を順序立てて計画的に行うことが苦手で、時間をうまく配分して管理することも不得意です。実際には切羽詰まっているのに、「これくらいの時間があれば、なんとか間に合わせられるだろう」と甘い判断をしてしまいがちになります。また、気が散りやすいため、関心が向いたことに気をとられやすく、いまやらなければならないことが後回しになってしまうケースもあります。家を出る直前に忘れ物に気づき、それが遅刻の原因になることもあります。

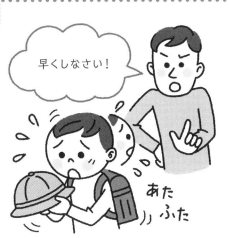

こんな行動していませんか？

親の行動に原因があるかも❓

「早くしなさい」と急かす

「早くしなさい」と連呼するだけでは、本人の気持ちを焦らせるだけで、解決につながりません。注意をするのであれば「ご飯を食べなさい」「歯みがきをしなさい」「服を着替えなさい」と、具体的に指示を出すほうが効果的です。

こんな環境になっていませんか？

環境に原因があるかも❓

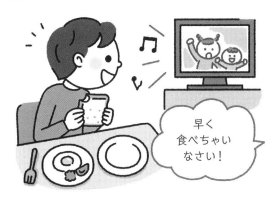

気が散りやすい環境

テレビをつけっぱなしにしたり、ゲームやスマホなどが視界に入ったりすると、気が散りやすくなります。いろいろな刺激に気をとられて、そちらにのめり込んでしまうと、支度が後回しになりがちです。

朝のルーティンが決まっていない

朝起きてから家を出るまでにやることを決めておかないと、やり忘れが生じやすくなります。ADHDの子どもは物事の優先順位をつけることが苦手なため、やらなければならないことがわかっていても、どれから手をつけたらよいか判断できないことがあります。

コ ラ ム

夜ふかしが原因で寝坊してしまう

ADHDの人の場合、前の晩に夜ふかしをして、朝起きられなくなるケースもあります。過集中の特性があり、気になったことをやらずにはいられず、そのままのめり込んでしまうのです。ゲームやスマホなどに過集中してしまう場合、「夜8時以降は親が預かる」などルールを決めて親が管理する必要があるでしょう（「ゲームがやめられない」96ページ参照）。

ペアレンティングを実践してみよう!

朝のスケジュール表をつくる

毎朝、同じことを、同じ時間にくり返してやれるように、朝のスケジュール表をつくって、見えやすいところに貼っておきましょう。親が注意しなくても、子ども自身が、次に何をすればよいか確認できる環境を整えておくことが大切です。

ポイント1

優先順位をつけるのが苦手なので、タイムテーブルにして、何をどの順番に(何時何分に)やるか決めておくことが重要です。

ポイント2

見えやすい場所に貼りだしておくとよいでしょう。自発的に確認して実行できたら、「自分ですすんでできたね」と言っておおいにほめます。

あさのスケジュール

6じ30ぷん	おきる
6じ40ぷん	きがえ
6じ50ぷん	あさごはん
7じ10ぷん	はみがき
7じ20ぷん	もちものチェック
7じ30ぷん	トイレ

(したくがおわったらじゆうじかん)

7じ50ぷん	いえをでる

※支度が早く終わったら、出発までの時間を自由に使えるようにすると、早く支度をすませようというモチベーションなります。

子ども任せにせず、親が声をかけながら手伝う

「自立を促すためには一人でやらせたほうがよい」という考えは捨てましょう。むしろ、親が積極的に介入して、子どもが遅刻をせずにすむように支援してあげることが大切です。

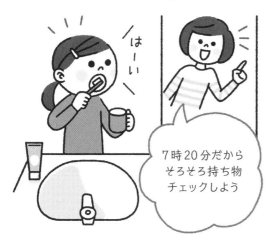

は——い

7時20分だからそろそろ持ち物チェックしよう

ADHDの子どもは、「失敗から学ぶ」ことが苦手です。「1回遅刻をして先生から叱られたら、懲りてもう遅刻をしなくなるだろう」とは思わないことです。「失敗→叱責」という経験は、子どもの自己肯定感を低下させ、自信を失わせるだけです。「成功→ほめる」経験を増やして、自信をつけさせることを目指します。

ペアレンティング実践のポイント

前の晩に入念に支度をしておく

ＡＤＨＤの子どもは不注意や忘れやすさがあるため、朝になってから大切な持ち物を思い出したり、準備しておいた持ち物を机の上に置き忘れたりといったトラブルが起こりやすいといえます。前の晩に入念にチェックをして、支度を終わらせておくようにしましょう。

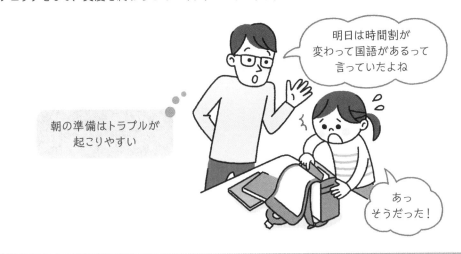

明日は時間割が変わって国語があるって言っていたよね

朝の準備はトラブルが起こりやすい

あっ そうだった！

着ていく服も前の日に決めておく

朝の支度をできるだけスムーズにすすめるために、学校に着ていく服も前の日に決めておき、朝、すぐに着替えられるように準備しておきましょう。

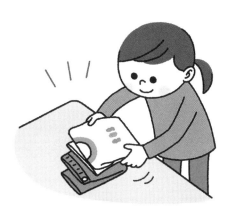

気が散らない工夫を

テレビを消しておく、スマホやゲームなどを目につくところに置かないなど、朝の支度に専念できる環境づくりが求められます。部屋を片づけて、いろいろなものに気が移らないように配慮しましょう。

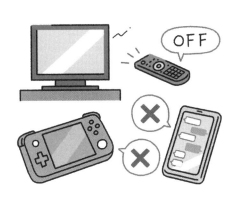

OFF

困りごと
11

ルールを守れない

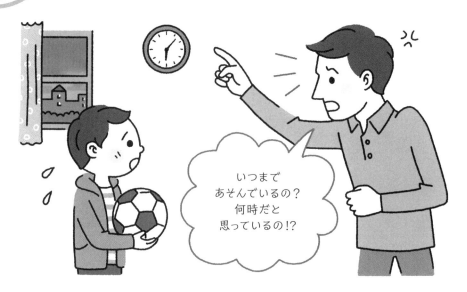

> いつまであそんでいるの？何時だと思っているの!?

わが家では、夕方、帰宅を促すチャイムが鳴ったら帰ってくるルールにしています。ところが、チャイムが鳴り終わってもなかなか帰ってきません。「犯罪に巻き込まれたのでは？」と心配していると、本人はケロッとしたようすで帰ってきます。ついカッとなり、「なんでこんなに遅いの！」と叱るのですが、まったく懲りていないのか、連日遅くまであそんでくるありさまです。

どんな原因があると思いますか？

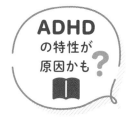

ADHDの特性が原因かも❓

▼ 不注意	ルールを決めたばかりの時期では、ルールがなかなか覚えられなかったり、覚えてもすぐに忘れてしまったりすることもあります。また、ルールを理解していても、あそびに夢中になってしまうと、チャイムが聞こえない可能性があります。
▼ 衝動性	ルールが守れない背景には、ＡＤＨＤ特有の衝動性がかかわっている場合もあります。順番が待てない、列に割り込みをしてしまうといった「ルール違反」も、衝動性が原因となっていることがあります。

こんな行動していませんか?

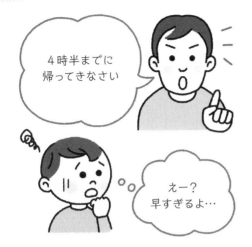

4時半までに
帰ってきなさい

えー?
早すぎるよ…

相談なしにルールを決める

門限を決めるときに子どもと一緒に話し合い、子どもが合意していなければなりません。親が子どもに相談なしに決めたルールの場合、子どもが納得していない可能性があります。親の考えを一方的に押しつけてはなりません。

ルールが守れたときにほめない

「ルールは守って当たり前」ではなく、守れたことを、子どもに伝わるように評価する必要があります。「今日は時間通りに帰ってこられたね、えらいよ」と、ことばにしてほめましょう。ルールが守れたときはそのつどほめる必要があります。

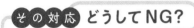

その対応 どうしてNG?

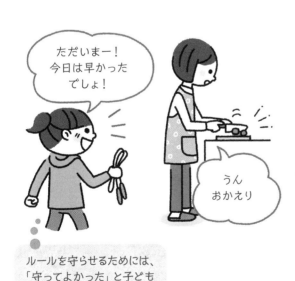

ただいまー!
今日は早かった
でしょ!

うん
おかえり

ルールを守らせるためには、
「守ってよかった」と子ども
が思えることが不可欠

親の決めたルールは他人事

自分の同意なく、親が決めた一方的なルールには、なかなか従う気になれないものです。ルールを守るどころか、納得していないルールを押しつけられることで、反発心すら生まれるかもしれません。良好な親子関係のためにもマイナスです。

ルールを守ったメリットが感じられない

ルールを守っても、その行動が「正しかった」とだれからも認めてもらえなければ、「守っても意味がなかった」と感じてしまいます。ルールを守ると親がほめてくれる、といった体験を味わわせることが大切で、その積み重ねによって、「ルールを守ろう」と思えるようになるのです。

ペアレンティングを実践してみよう!

ルールは親子で一緒に決める

親が「正しい」と思うルールを一方的に決めて、押しつけるのではありません。ルールは子どもと一緒に話し合って、お互いの同意のもとで決めます。

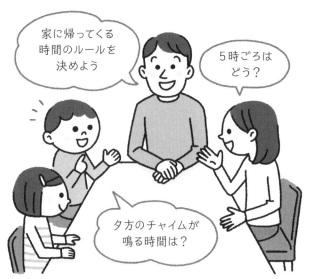

ルールづくりに自分が参加することで、「自分が決めたルールだから守らなければ」という意識が芽生えやすくなります。本人が納得して決めたルールであることが重要です。

日ごろから、ルールを守る経験をさせる

ふだんから、親が手本を示してルールを守り、子どもにも一緒に経験させることが大切です。

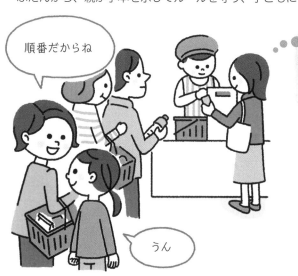

「順番を待つ」などの公共のルールも、子どもと一緒に出かけた際に、親が手本を示し、ルールを守る大切さを教える

子どもと一緒に出かけたときに、買い物でレジに並ぶ、バス停でバスを待つ間列に並ぶといった行動を、親が率先してとって子どもに見せることが大切です。

ペアレンティング実践のポイント

ルール違反をくり返す場合

同じルール違反を何度もくり返す場合は、ペナルティを与えることを考慮してもよいでしょう。

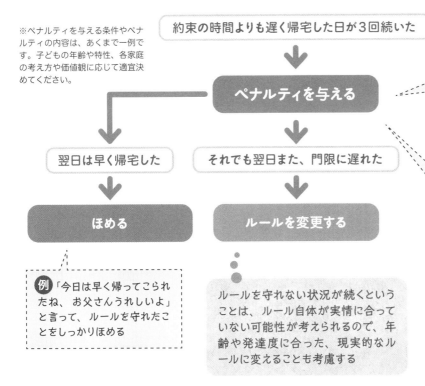

※ペナルティを与える条件やペナルティの内容は、あくまで一例です。子どもの年齢や特性、各家庭の考え方や価値観に応じて適宜決めてください。

約束の時間よりも遅く帰宅した日が3回続いた

ペナルティを与える

例「約束の門限に遅れる日が3回続いたらペナルティを与える」といったルールを、子どもと話し合ってあらかじめ決めておく

翌日は早く帰宅した

それでも翌日また、門限に遅れた

ほめる

ルールを変更する

例「今日は早く帰ってこられたね、お父さんうれしいよ」と言って、ルールを守れたことをしっかりほめる

ルールを守れない状況が続くということは、ルール自体が実情に合っていない可能性が考えられるので、年齢や発達度に合った、現実的なルールに変えることも考慮する

例 ペナルティの内容は、厳しい罰ではなく、「権利の剥奪」がおすすめ。たとえば、1日のゲームの時間やテレビを観る時間を30分短縮するなど。ペナルティの内容は軽いものにし、次の機会にルールが守れたときはおおいにほめる

アドバイス　なぜ早く帰ってきてほしいのかを伝える

ルールを決めるときに、なぜそのルールが必要かを子どもに伝えることも大切です。たとえば、門限を決めて、早く帰宅したほうがよいのは、子どもが遅くまで外であそんでいると、犯罪に巻き込まれる危険があるからです。そして、約束の時間を過ぎても帰ってこなければ、親は心配で、不安になります。理由もなく、ただ「早く帰ってきなさい」と言っているわけではないということを子どもに理解してもらうことで、そのルールを守る意味があると実感させましょう。

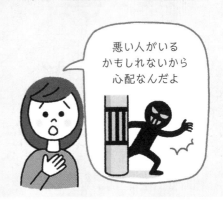

悪い人がいるかもしれないから心配なんだよ

困りごと 12

外出先で静かにできない

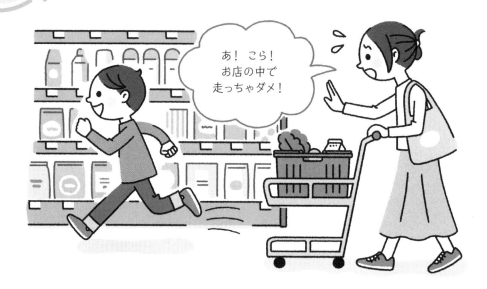

> あ！こら！お店の中で走っちゃダメ！

外出時に電車内や店の中で静かにしていることができません。大きな声でしゃべったり、走り回ったりして、「静かにしなさい！」と叱ると少しの間は落ち着くのですが、しばらくするとまた動き回ります。「子どもをちゃんとしつけられない親」という目で見られているだろうと思うたびにストレスを感じ、子どもを連れて出かけるのがいやになってしまいます。

どんな原因があると思いますか？

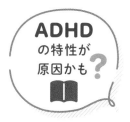

ADHD の特性が 原因かも？

| ▼ 不注意 | 周囲のさまざまな刺激に気をとられてしまい、そちらに走っていってしまうケースもあります。 |

| ▼ 多動性 | 一定時間じっとしていなければならない状況で、動かずにいることができなくなり、歩いたり、走り回ったりしてしまう特性があります。親は、公共の場ではとくに静かにしていてほしいと思いますが、こうした特性のために、がまんができず、動き回ってしまうことがあります。 |

こんな行動していませんか？

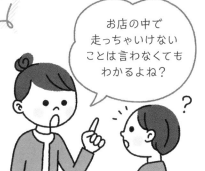

お店の中で
走っちゃいけない
ことは言わなくても
わかるよね？

外出時のルールを決めていない

「公共の場で静かにしているのは当たり前」というのは大人の常識です。外出前に、電車内や店内で大きな声を出したり、走ったりしてはいけないことを伝え、「やらない」と約束させておかなければなりません。ただし、年少児では難しいことも心得ておきましょう。

騒ぐことがわかっているのに外出する

何度か外出をすれば、子どもががんばれば静かにできるのか、どんなに言い聞かせても騒いでしまうのかは判断できるでしょう。子どもの年齢や特性によっては、そもそも静かにさせることが困難なケースもあります。子どもの発達度を考慮し、言い聞かせてもわからない子の場合は、「まだ外出は早い」と判断すべきかもしれません。

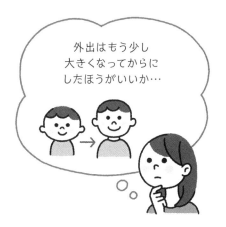

外出はもう少し
大きくなってからに
したほうがいいか…

その対応 どうしてNG？

ルール化されていないことは守る必要がない

外出先では静かにしていなければならないことに自分が同意して、親としっかり約束していなければ、それを守ろうとは思わないでしょう。外出前に子どもに約束させることが重要で、もし約束できなければ、外出はやめるべきです。また、年少児ではそうした約束自体が難しいことも理解すべきです。

外出自体が負担となってしまうケースも

通学や通院など、避けられない外出もありますが、子どもにとって必要な外出でなければ、無理に出かけなくてもよいのではないでしょうか。子どもが騒ぐのではないかと、親がヤキモキしなければならない状況は、確かにストレスを感じるでしょう。年少児の場合、外出自体が負担となってしまうケースもあります。子どもの年齢や発達度に合った外出を計画すべきです。

レストランで
立ち歩いちゃダメ！

電車の中で
おしゃべりは
ダメだよ！

お店の中で
走っちゃダメ
だからね！

ペアレンティングを実践してみよう!

前もって外出時の約束をしておく

外出の前に、電車の中や店内では静かにすること、走らないことなどを約束させましょう。約束が守れないのであれば、外出はしません。また、出かけた先で約束を破って騒いだり、走ったりしたときは、「すぐに帰る」といったペナルティも決めておきます。子どもがルールを忘れてしまってもすぐに思い出せるように、紙やカードに書いて掲示して、そのつど確認させるようにします。

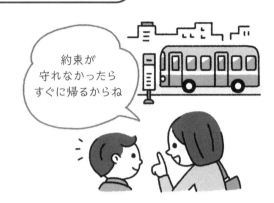

約束が
守れなかったら
すぐに帰るからね

「スルー」と「ペナルティ」で行動を制御する

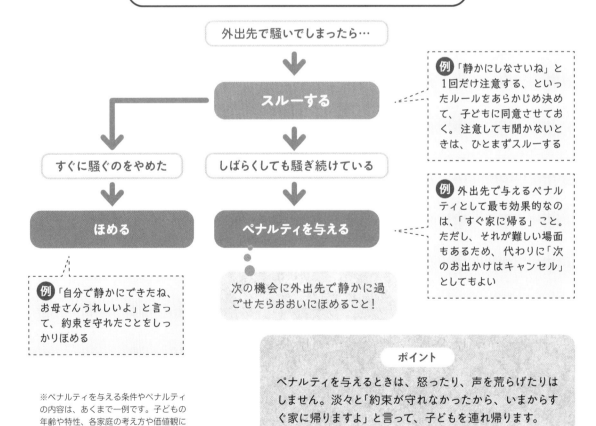

外出先で騒いでしまったら…

↓

スルーする

例 「静かにしなさいね」と1回だけ注意する、といったルールをあらかじめ決めて、子どもに同意させておく。注意しても聞かないときは、ひとまずスルーする

↓ （左）すぐに騒ぐのをやめた
↓ （右）しばらくしても騒ぎ続けている

ほめる

例 「自分で静かにできたね、お母さんうれしいよ」と言って、約束を守れたことをしっかりほめる

ペナルティを与える

例 外出先で与えるペナルティとして最も効果的なのは、「すぐ家に帰る」こと。ただし、それが難しい場面もあるため、代わりに「次のお出かけはキャンセル」としてもよい

次の機会に外出先で静かに過ごせたらおおいにほめること!

ポイント

ペナルティを与えるときは、怒ったり、声を荒らげたりはしません。淡々と「約束が守れなかったから、いまからすぐ家に帰りますよ」と言って、子どもを連れ帰ります。

※ペナルティを与える条件やペナルティの内容は、あくまで一例です。子どもの年齢や特性、各家庭の考え方や価値観に応じて適宜決めてください。

別のことに気持ちをそらせる

年少児の場合は、ルール決めをしたり、約束をしたりすることがまだ無理なので、騒ぎそうになったら、何か夢中になれることに気持ちをそらせるように誘導する方法が有効です。

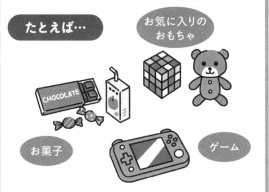

たとえば…

お気に入りのおもちゃ

CHOCOLATE

お菓子

ゲーム

> どうしてもじっとしていてほしいとき、短時間子どもにゲームなどを持たせることは悪いことではありません。

見通しをもたせる

公共の場で騒いでしまうのは、いつまでがまんすればよいかわからないからなのかもしれません。いつになったら声を出してよいのか、見通しをもたせてあげると、少しの間ならがまんできるでしょう。

> あと3駅で着くからね
> それまではおしゃべりを
> がまんしようね

> レジでお金を払ったら
> お店の外に出るからね
> それまで静かにしていようね

> おしゃべりしたり走ったりしたいけれど、いつまで待てばできるのかがわかれば、短時間がまんすることができます。

コラム

そのお出かけ、本当に子どものためですか？

子どものために、お出かけの計画を立てる親も多いと思いますが、子どもの年齢や発達度、特性を踏まえて計画内容を考えることが大切です。幼い子どもの場合、慣れない場所に行くと緊張してしまったり、長時間の外出になると疲れてしまったりします。遊園地やテーマパークで、乗り物の列に並んで待つのも相当の負担になるでしょう。とくにADHDの子どもは、順番を待つことが苦手です。子どもの特性に配慮して、目的地や滞在時間を決めるようにしましょう。

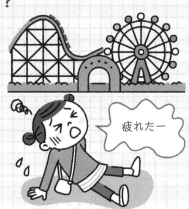

疲れたー

困りごと **13**

危険な目にあう

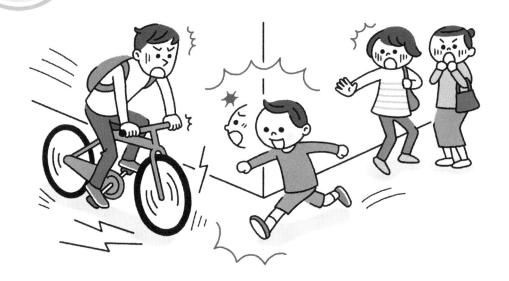

うっかり目を離したすきに、いきなり道路に飛び出して危険な目にあうことがあり、一人であそびに行かせるときなどは気が気ではありません。家の中でも、足下に置いてあるものに気づかずにつまずいて転ぶなど、日ごろから、擦り傷や切り傷が絶えません。外出時も子どもから目が離せず、常に緊張していなければなりません。

どんな**原因**があると思いますか?

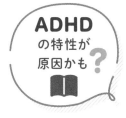

ADHD の特性が原因かも**?**

▼ 不注意	気になることがあったり、何かに夢中になったりしていると、周りに注意が向かなくなり、安全確認を怠ってしまうことがあります。その結果、けがをしたり、危険な目にあったりすることが多いといえます。
▼ 衝動性	思いついたことをとっさに行動に移してしまう特性のために、自分が危険な状態におかれていることに気づかずに、そのまま行動してしまい、事故やけがにつながることがあります。身近な人の目配りが欠かせません。

こんな**環境**になっていませんか？

環境
に原因が
あるかも？

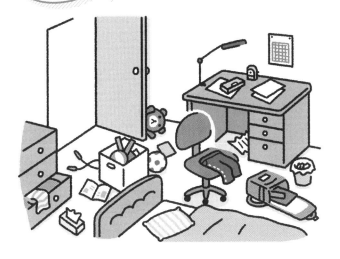

室内の動線が確保されていない

部屋が散らかった状態だったり、家具などの出っ張りが多かったりすることで、動線が広く確保されていないと、ぶつかったりつまずいたりして、けがをしやすくなります。

交通量の多い道路に近いあそび場

公園でボールあそびをしているときに、ボールが園外に転がり出てしまうことも考えられます。周囲の道路で事故にあうリスクが高いため、車の通る道路から離れている公園などをあそび場に選ぶようにします。子どもだけであそばせるときも、親の目が届きやすい近場であそばせるようにしましょう。

こんな**行動**していませんか？

親の行動
に原因が
あるかも？

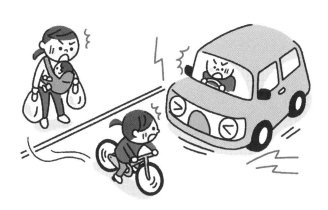

子どもから目や手を離す

じっとしていられない子どもの場合、外では必ず親が手をつないでいなければなりません。親がスマホをちょっと見たすきや、近所の人と立ち話をしているすきに、子どもは駆け出してしまいます。大きな荷物があり、子どもと手がつなげないということにならないように、一度に運ぶ荷物を減らす、リュックに荷物を詰めて両手が空くようにするなどの配慮が必要になります。また、複数の子どもを連れて出かけるときは、助っ人をお願いしましょう。一人でずっと子どもを見続けることには限界があるので、家族などに協力してもらうことが不可欠だといえます。

ペアレンティングを実践してみよう！

室内を片づけて、ゆとりのある動線を確保する

床に物が散らからないようにして、人が行き来しやすい環境を整えましょう。

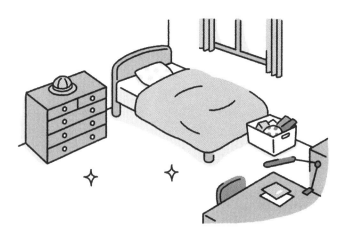

ゆとりのある動線を確保するために、家具の配置なども工夫する

外出時には子どもの手を絶対に離さない

出かけるときは、子どもの手をしっかり握って歩くようにしましょう。多動性や衝動性の強い年少児の場合、親の手をすぐに離してしまう可能性があるため、迷子ひも（子ども用ハーネス）を利用することも考慮します。

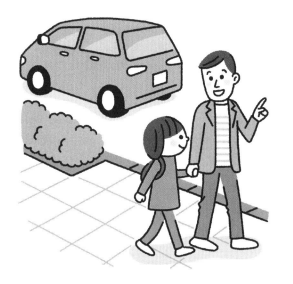

● 大人が車道側を歩く
● 常に手を離さないようにして、しっかり握る
● 子どもの歩幅や速度に大人が合わせて歩く

一瞬たりとも目が離せない子には

幼児期の多動性や衝動性が強く、すぐに手を離してしまう子どもには、迷子ひも（118ページ参照）を活用する方法もおすすめです。また、宅配などを利用し外出の機会を減らすなどの工夫も検討してみましょう。

危険な場所、危険な行動について教える

ふだんから、どんな場所が危険か、どんな場面で安全確認が必要かといったことを具体的に教えましょう。子どもが外出する直前にも念を押すよう心がけます。

例 横断歩道の渡り方を教える

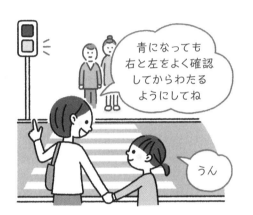

青になっても右と左をよく確認してからわたるようにしてね

うん

例 近隣の危険な場所を教える

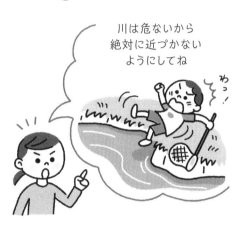

川は危ないから絶対に近づかないようにしてね

わっ！

家の中にもこんな危険が

子どもが走り回って、テーブルや机の角にぶつかることがあるため、家具の角にはクッション材をつけておく

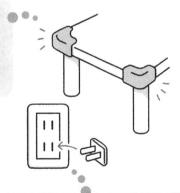

ADHDの子どもは事故のリスクが高い

不注意、多動性、衝動性が強く、好奇心旺盛なADHDの子どもは、危険を察知しにくく、自分の行動にブレーキをかけることも苦手です。「よく言い聞かせておけば大丈夫」と過信せずに、親がしっかり見守ることを徹底するようにしましょう。

コンセントの穴にピンや指を入れると、感電の危険があるため、使っていないコンセントは、安全カバーなどでふさいでおく

困りごと **14**

かんしゃくを起こす

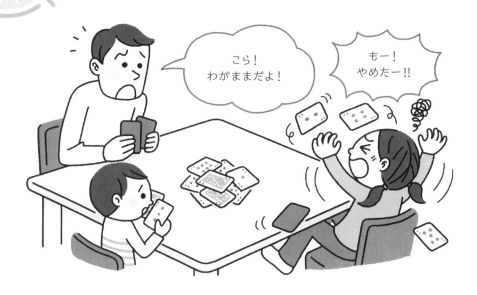

家族でゲームなどをしているときに、自分が負けそうになると急に怒りだして途中でゲームをやめてしまったり、周りに当たり散らしたりします。自分の意見が通らないときも、怒って大声をあげながら暴れることがあります。「やめなさい！」と言って叱るのですが、ますます怒りがヒートアップして手がつけられなくなり、いつまでも怒りがおさまりません。

どんな原因があると思いますか？

ADHD の特性が原因かも？

▼ 衝動性	思い通りにならないことでカッとなりやすく、怒りがいきなり沸点に到達して、周りの人を驚かせてしまうことがあります。
▼ 感情抑制の難しさ	感情の起伏をコントロールできないのは、ＡＤＨＤの特性の１つです。怒りを自分でうまくおさめることがなかなかできません。別のことに関心を移したりして気分を変えることも苦手で、気持ちの切り替えにも時間がかかります。

ADHDのケース別ペアレンティング

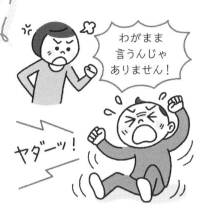

こんな行動していませんか？

わがまま
言うんじゃ
ありません！

ヤダーッ！

かんしゃくを起こしたときに厳しく叱る

ＡＤＨＤの特性上、いったんかんしゃくが起きると簡単にはおさまりません。平常心でいられなくなっている子どもに、いくら厳しく注意しても、聞く耳をもつはずがありません。子どもが冷静になってから、おだやかに注意します。

親の対応がたびたび変わる

子どもがかんしゃくを起こしたとき、親がどういう対応をするかをあらかじめ決めておく必要があります。その対応が効果的なものであることも大切ですが、親がいつも同じ対応をとることも極めて重要です。ひどく叱るときもあれば、やさしく慰めてくれるときもある、というように、そのつど態度を変えることは好ましくありません。

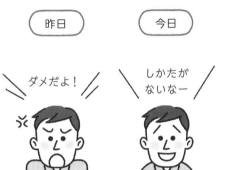

昨日

今日

ダメだよ！

しかたが
ないなー

その対応 どうしてNG？

NO!

OK!

どっち？

親の対応がコロコロ変わると子どもが混乱する

親の対応がそのつど変わると、子どもは、どの行動が期待されているのかわからなくなります。間違った行動には「NO」、正しい行動には「OK」のサインを、シンプルに、わかりやすく伝えましょう。

ペアレンティングを実践してみよう！

ゲームで負けそうになっても怒らないことを約束させる

負けそうになってもかんしゃくを起こさないということをルール化しておき、ゲームをはじめる前に約束させましょう。かんしゃくを起こしたときのペナルティについても決めておきます。このルールは、ＡＤＨＤの子どもだけでなく、ほかのきょうだいも含め、家族全員の共通のルールにしましょう。

例 家族全員の共通の約束

> 負けそうになっても、
> 泣いたり怒ったりしない

↓

守れなかったらペナルティ

怒らずにがまんできたらほめる

ゲームの途中で負けそうになり機嫌が悪くなる

↓

スルーする

例「怒ったらダメだよ」などとは言わずに、子どもが不機嫌なことにあえて気づかないふりをし、ゲームを続ける

↓

怒ったり泣いたりせずに、気持ちを立て直してゲームを続けた

かんしゃくを起こした

例 あらかじめ子どもと約束しておいたペナルティを与える。ペナルティを与えるルールは、ほかのきょうだいがかんしゃくを起こしたときも同じように適用する

↓

ほめる

ペナルティを与える

例「負けそうになっても、怒らずにゲームを続けられたね、えらいよ」と言って、かんしゃくを起こさなかったことをしっかりほめる

ペナルティの例

だれか一人でもかんしゃくを起こしたら
●この先1週間は家族でゲームをやらない
●週末のお出かけの予定を中止する
かんしゃくを起こした子どもだけ
●その日はテレビが見られない　　　　など

※ここに掲載したペナルティを与える条件やペナルティの内容は、あくまで一例です。子どもの年齢や特性、各家庭の考え方や価値観に応じて適宜決めてください。

ペアレンティング実践のポイント

「ペナルティ」を与えたあとのフォローが大切

 事例 ゲームに負けそうになってかんしゃくを起こした子どもに、「約束だから、これから1週間はゲームをやらないよ」というペナルティを告げたとします。もし、子どもが「もう二度と怒らないから、明日もゲームをやってよ」と頼んできたらどうしますか?

⬇

かわいそうだからと、約束に反して次の日にゲームをやってはいけません。どのような状況においても、同じやり方を徹底して行わなければ効果はありません。

⬇

反省の思いをことばで伝えたことは評価する

 例

自分で悪かったと思って
反省できたのはえらいよ!
でも約束だからね。
来週またゲームをやろう

こんな対応はNG!

ルールや約束は例外なく、必ず守らなければなりません。また、人によって、日によって対応を変えることもNGです。

ごめんなさい。もう怒らないから明日もゲームして

反省したなら許してあげるよ。明日もゲームしよう

かんしゃくがおさまったらほめる

かんしゃくを起こしてしまったとき、時間がかかったとしても、最終的に怒りをおさめることができたら、すぐに、「自分で気持ちを落ち着かせることができたね」と言ってほめます。怒りの感情を自分でコントロールできたことを評価することで、それが親から期待されている行動だということを理解させることが大切です。

10歳前後になると、起こしてしまったかんしゃくをおさめる方法や、かんしゃくが起こる直前に自分の怒りを抑えるための対処法を身につけられるようになる子どももいます(117ページ参照)。

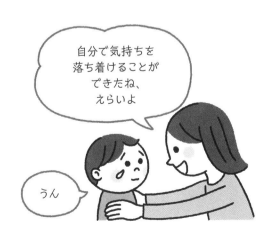
自分で気持ちを落ち着けることができたね、えらいよ

うん

困りごと 15

悪いことばを使う

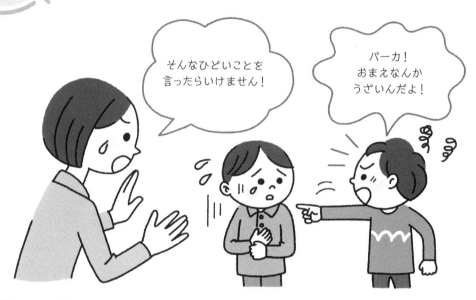

親やきょうだい、友だちに対して、乱暴なことばを使ったり、悪態をついたりすることがあります。相手を傷つけるような言い方をすることもあるので、「そんなことばを使ったらダメでしょ！」と叱るのですが、なかなかやめないケースもあります。きょうだいや友だちとの関係性が悪くなり、そのうちだれも相手にしてくれなくなるのではないかと心配になります。

どんな原因があると思いますか？

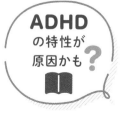

ADHD の特性が 原因かも？

▼ 衝動性
気に入らないことなどがあり、カッとなって、思わず強いことばで相手を攻撃してしまう場合があります。悪いことばとわかっていても、ブレーキをかけることができません。

▼ 感情抑制の 難しさ
他人からいやなことをされたときに、冷静になれずに、感情的に怒りをぶつけてしまう傾向があります。ささいなことで激高し、周りの人が「そこまで怒らなくてもいいのに」と思うようなケースもあります。

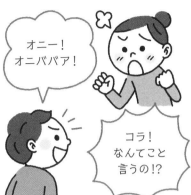

こんな行動していませんか？

悪いことばに反応する

子どもが自分に注目してもらおうと思い、わざと乱暴なことばを使って親の反応を見ることがあります。親の反応がおもしろくて、悪いことばづかいがエスカレートすることもめずらしくありません。あえて反応しないほうがよいでしょう。

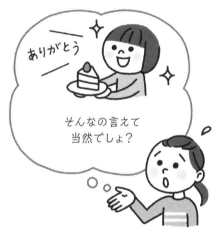

良いことばを使ったときにほめない

子どもが悪いことばを使ったときに注意するばかりで、良いことばを使えたときにほめない親が少なくありません。人に思いやりのあることばをかけたときや、使ってほしいことばづかいをしたときには、しっかりほめることが大切です。

その対応 どうしてNG？

ほめないと、良いことばを使ってほしいという意図が伝わらない

ほめることは、「その行動をしてほしい」と親が望んでいるというサインになります。良いことばを使ったときにほめないと、子どもは、その行動は親から期待されている行動ではないと受け止めてしまうのです。どのことばづかいがダメで、どのことばづかいが良いのか、子どもにわかりやすく伝えるために、しかるべきときに親がほめる行動をとることが重要なのです。

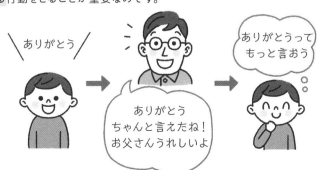

ペアレンティングを実践してみよう！

「良いことば」と「悪いことば」を教える

年少児のうちに、ほめことばや感謝を伝えるなどの「良いことば」と、人を傷つける乱暴な「悪いことば」があることを教えましょう。良いことばを言われると、良い気分になることもあわせて伝えます。そして、ＡＤＨＤの子どもに限らず、「良いことば」を使った人をほめるようにしましょう。

良いことば

ありがとう　ごめんなさい
じょうずだね　やったね
にあってるよ
やさしいね　ドンマイ
いっしょにあそぼう

悪いことば

アホ　バカ(バカみたい)
じゃま　どけ　あっちいけ
うざい　きもい　きらい　だまれ
チビ　デブ
しね　しんじまえ

悪いことばを使ったときはスルーする

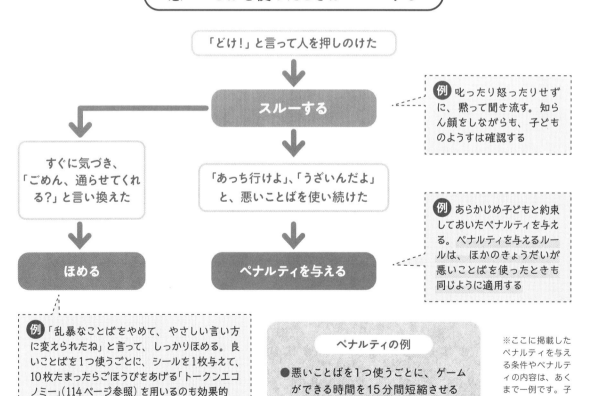

「どけ！」と言って人を押しのけた

↓

スルーする

例 叱ったり怒ったりせずに、黙って聞き流す。知らん顔をしながらも、子どものようすは確認する

すぐに気づき、「ごめん、通らせてくれる？」と言い換えた

「あっち行けよ」、「うざいんだよ」と、悪いことばを使い続けた

例 あらかじめ子どもと約束しておいたペナルティを与える。ペナルティを与えるルールは、ほかのきょうだいが悪いことばを使ったときも同じように適用する

ほめる

ペナルティを与える

例 「乱暴なことばをやめて、やさしい言い方に変えられたね」と言って、しっかりほめる。良いことばを1つ使うごとに、シールを1枚与えて、10枚たまったらごほうびをあげる「トークンエコノミー」(114ページ参照)を用いるのも効果的

ペナルティの例

●悪いことばを1つ使うごとに、ゲームができる時間を15分間短縮させる
●悪いことばを1つ使うごとに、おやつのお菓子を1個減らす　　　など

※ここに掲載したペナルティを与える条件やペナルティの内容は、あくまで一例です。子どもの年齢や特性、各家庭の考え方や価値観に応じて適宜決めてください。

わざと下品なことばを使う場合

覚えたての下品なことばや乱暴なことばを使いたがります。親に言って反応を見て、親が怒るとおもしろがって何度も言うようになります。

**スルーするのが
一番効果的**

親が反応してくれないとつまらないので
そのうち言わなくなります

> **ポイント**
>
> 子どもがたびたび悪いことばを親に向かって言うときは、親にかまってほしいという欲求があるのかもしれません。子どものことを少し気にかけて、やさしく接するようにしてあげると、行動がおさまる可能性もあります。

他人に悪口を言う場合

きょうだいや友だちに向かって悪口を言うのは、イライラがたまっていたり、相手との関係が良好でなかったりするからでしょう。

**いったんスルー、
やめなければ
ペナルティ**

相手を傷つける言動については
許容せずにペナルティで介入します

> **ポイント**
>
> 子どもが相手とあそんでいる最中であれば、あそびの一時中断か、きょうだいを別室に引き離すといった対応も考えます。子ども自身が「自分が悪かった」と認め、謝ったら、あそびを再開させてあげましょう。

コラム

親のことばづかいは大丈夫？

子どものことばづかいが乱暴なのは、もしかしたら親のことばづかいに影響されているのかもしれません。たとえば、「ダメ！」「じゃま！」などの否定的なことばを使って子どもを叱っていませんか（「注意のしかた」113ページ参照）。怒りに任せて、乱暴な言い回しになっていませんか。自分ではうまく使い分けているつもりでも、子どもは親の言動をよく見ています。親が子どもの手本にならなければいけません。親であっても悪いことばを発するたびに、ペナルティを受けるべきでしょう。

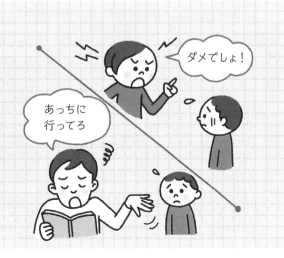

困りごと **16**

けんかをする

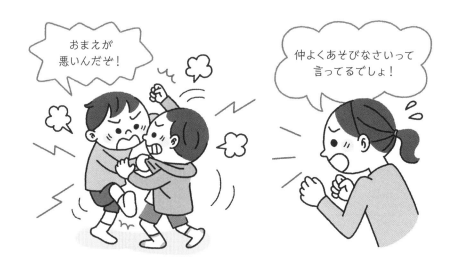

きょうだいや友だちとよくけんかになります。つかみ合いになったときは、親が慌てて仲裁に入りますが、友だちにけがをさせないかとヒヤヒヤします。年少のきょうだいや友だちが相手のときは、「あなたがお兄ちゃん (お姉ちゃん) なんだから、がまんしないといけないよ」と注意するようにしていますが、あまり納得していないのか、衝突が絶えません。

どんな**原因**があると思いますか？

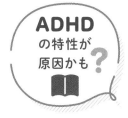

ADHDの特性が原因かも**？**

衝動性	自分の思い通りにならなかったり、相手からいやなことをされたりすると、カッとなり、思わず手をあげてしまうことがあります。深い意図はないのですが、衝動的な行動をとってしまいがちです。
感情抑制の難しさ	いったん怒りに火がつくと、それを自分でコントロールして静めることができません。感情をことばでうまく表現できないことが背景にあり、物や人に当たってしまうケースもあります。

こんな行動していませんか？

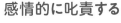

親の行動 に原因があるかも❓

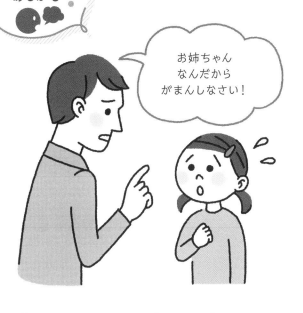

お姉ちゃんなんだからがまんしなさい！

感情的に叱責する

どちらかに危害が及びそうなときは、すぐに二人を引き離します。しかし、頭ごなしに叱るのはやめましょう。厳しい叱責で恐怖を与えても、子どもが自発的にけんかをしなくなることにはつながりません。

年長の子だけを注意する

けんかの原因がどちらにあるのかを確認せずに、「年長だから」という理由だけで注意しないようにしましょう。自分に原因がないのにせめられると、子どもは不公平感を覚え、親に不信感を抱くようになるかもしれません。良好な親子関係を保つために、配慮が求められます。

仲よくあそべているときにほめない

けんかにならずに仲よくあそべているときに、スルーしていませんか。本来、仲よくあそべているときにこそほめるべきなのです。ほめることで、仲よくあそんでいる状態を親が喜んでいると、子どもにわかりやすく伝えることができます。それをしないと、「仲よくあそんでいても、親はまったく無関心」というメッセージになってしまいます。

こんな環境になっていませんか？

環境 に原因があるかも❓

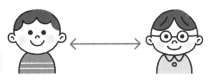

衝突しやすい

仲よくあそべる

けんかになりやすい相手がいる

きょうだいや友だちのなかで、衝突しやすい相手がいることは把握しておくべきです。衝突してしまうのは一時的な問題かもしれませんから、その子とあそんではいけないということはありません。ただし、けんかになりやすい子とあそんでいるときは、親が注意を払って見守るなど、なんらかの配慮が必要です。

ペアレンティングを実践してみよう!

あそびはじめる前に「けんかをしない」と全員に約束させる

あそびはじめる前にあそび仲間全員に、けんかをしないであそぶことを約束させます。約束できない子どもがいるときは、その子どもをあそびに参加させないか、あそび自体をやめるかを選択させます。けんかになったときにどうするか（ペナルティ）も決めて、全員の同意を得ておきましょう。けんかが生じたときは、すみやかに、淡々とペナルティを実行します。

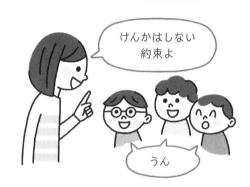

けんかはしない約束よ

うん

自分たちで解決できたらほめる

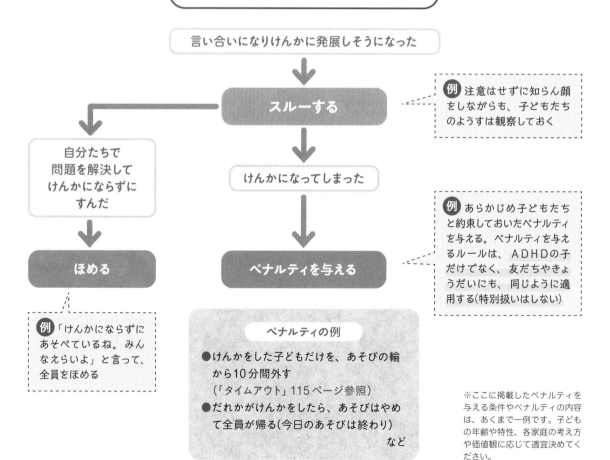

言い合いになりけんかに発展しそうになった

↓

スルーする

例 注意はせずに知らん顔をしながらも、子どもたちのようすは観察しておく

自分たちで問題を解決してけんかにならずにすんだ

けんかになってしまった

↓

ほめる

ペナルティを与える

例 あらかじめ子どもたちと約束しておいたペナルティを与える。ペナルティを与えるルールは、ADHDの子だけでなく、友だちやきょうだいにも、同じように適用する(特別扱いはしない)

例 「けんかにならずにあそべているね。みんなえらいよ」と言って、全員をほめる

ペナルティの例

●けんかをした子どもだけを、あそびの輪から10分間外す
（「タイムアウト」115ページ参照）
●だれかがけんかをしたら、あそびはやめて全員が帰る（今日のあそびは終わり）

など

※ここに掲載したペナルティを与える条件やペナルティの内容は、あくまで一例です。子どもの年齢や特性、各家庭の考え方や価値観に応じて適宜決めてください。

ペアレンティング実践のポイント

「タイムアウト」を活用する

「タイムアウト」の詳しい解説は **115ページ参照**

「タイムアウト」は、子どもが友だちなどとあそんでいるときに、ルール違反や困った行動をした場合に、一定時間離れた場所に移動させ、仲間と過ごせなくするペナルティです。たとえば、「友だちとけんかをしたから、10分間隣の部屋のいすに座っていなさい」というふうに「タイムアウト」を告げます。せっかく友だちとあそびを楽しんでいたのに、自分だけあそびの場から立ち去らなければならないということが、子どもにとっては相当な不利益になります。

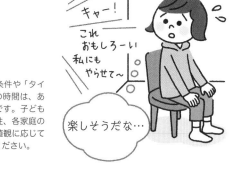

※適用する条件や「タイムアウト」の時間は、あくまで一例です。子どもの年齢や特性、各家庭の考え方や価値観に応じて適宜決めてください。

> 「お仕置き」ではなく、間違った行動だったことをわからせるためのものなので、「タイムアウト」の時間は5分や10分など、短い時間で十分です。

「タイムアウト」の間は、タイマー（118ページ参照）を用いて時間を計ります。タイマーが切れ、ベルが鳴ったら、あそびの輪に戻ってもよいと伝えます。

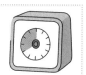

ほめるときにごほうびを添える

仲よくあそべているときや、けんかになりそうになったけれど自分たちでそれを回避できたときには、「けんかしないであそべてえらいね」と、ことばでほめるのとあわせて、おやつなどのごほうびをプラスするともっと効果的です。

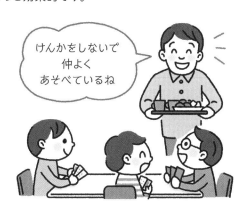

けんかをしないで
仲よく
あそべているね

相手と距離をおくことも考慮

あまりにも頻繁に衝突してしまう友だちとは、一時的に距離をおくことも考慮しましょう。子どもの気持ちを聞いてみることが大切です。本人があそびたくないのに断れないでいる可能性もあり、親の介入が必要な場合もあります。

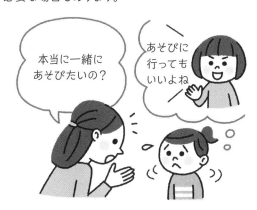

本当に一緒に
あそびたいの？

あそびに
行っても
いいよね

困りごと 17

ゲームがやめられない

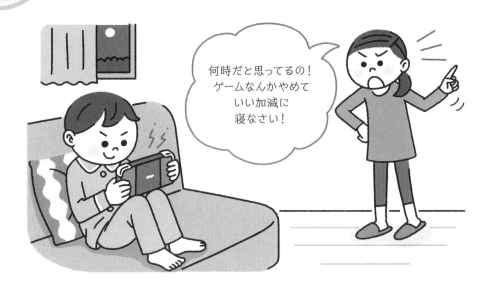

ゲームをはじめるとやめられなくなり、際限なく続けてしまいます。食事やお風呂もそっちのけでやり続けるので、そのつど厳しく注意しているのですがなかなか聞きません。寝る前はゲームをやらない約束にしていますが、隠れて深夜までやっている日もあるようです。朝起きられなかったり、学校で居眠りをしてしまったりすることも増えていて、心配です。

どんな原因があると思いますか？

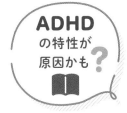

ADHD
の特性が
原因かも**？**

不注意
ゲームにのめり込んでしまうと、注意をほかのことに向けて、切り替えることが難しくなります。「やめなければ」と思いつつも、自分をうまくコントロールすることができません。また、没頭していると、だれかが口頭で注意をしても、その声が耳に入ってきにくくなり、気づかないケースがしばしばあります。

衝動性
ゲームをやりたいと思い立つと、その衝動を抑えることができず、手の届くところにゲームがあると、ついやりはじめてしまいます。

こんな**環境**になっていませんか？

環境
に原因が
あるかも❓

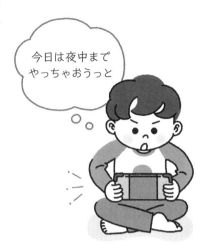

今日は夜中まで
やっちゃおうっと

ゲームやネットに時間制限がない

ゲームをしたり、スマホを見たりする時間に制限をもうけないと、のめり込みやすいADHDの子どもの場合、際限なくやり続けてしまう可能性があります。

ゲームやスマホを子どもに管理させる

ゲームやスマホがいつも子どもの手元にあり、子どもが自分で管理できるようになっていれば、好き放題に使ってしまうでしょう。時間を区切り、夜は親が預かるなどして、子どもの手の届かないところに保管すべきです。

こんな**行動**していませんか？

親の行動
に原因が
あるかも❓

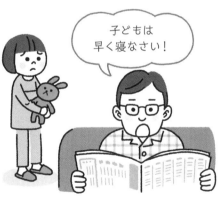

子どもは
早く寝なさい！

家族の生活リズムが不規則

1日の生活スケジュールを決めておき、毎日規則正しい生活を送るようにしましょう。生活リズムを整えることは、家族全員で取り組んでいかなければなりません。親やきょうだいが夜ふかしをしているのに、ADHDの子どもにだけ厳しくしようとしても、うまくいきません。

コ ラ ム

親がゲーム依存やスマホ依存のケースも？

最近では、親がゲーム依存やスマホ依存というケースも少なくありません。子どもに「ゲームのやりすぎだよ！」と叱りながら、自分も四六時中スマホをのぞき込んでいる、ということはありませんか。子どもは親の姿を見ています。親がスマホやゲームから距離をおけば、子どももそうするでしょう。まず親が手本を見せることからはじめなければなりません。

ペアレンティングを実践してみよう！

ゲームやスマホの使い方のルールを決める

ゲームやスマホを1日何時間使ってよいことにするか、子どもと話し合って決めましょう。夜寝る前に使用すると入眠を妨げるため、時間を区切って、夜間は親に預けるようにします。ルールが守れなかったときにはペナルティを与えることも考えましょう。ペナルティは厳しい罰にはせず、軽いものにします。ペナルティはルール通り厳格に、ただし淡々と与えます。

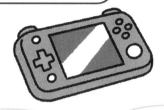

もうちょっとやりたいな
1時間半じゃダメ？

ゲームをやる時間は
1日1時間でどう？

ルールを守って使用しているときはほめる

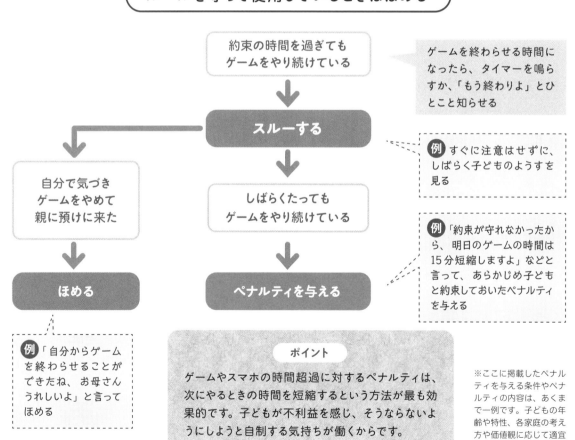

約束の時間を過ぎても
ゲームをやり続けている

ゲームを終わらせる時間になったら、タイマーを鳴らすか、「もう終わりよ」とひとこと知らせる

スルーする

例 すぐに注意はせずに、しばらく子どものようすを見る

自分で気づき
ゲームをやめて
親に預けに来た

しばらくたっても
ゲームをやり続けている

例 「約束が守れなかったから、明日のゲームの時間は15分短縮しますよ」などと言って、あらかじめ子どもと約束しておいたペナルティを与える

ほめる

ペナルティを与える

例 「自分からゲームを終わらせることができたね、お母さんうれしいよ」と言ってほめる

ポイント

ゲームやスマホの時間超過に対するペナルティは、次にやるときの時間を短縮するという方法が最も効果的です。子どもが不利益を感じ、そうならないようにしようと自制する気持ちが働くからです。

※ここに掲載したペナルティを与える条件やペナルティの内容は、あくまで一例です。子どもの年齢や特性、各家庭の考え方や価値観に応じて適宜決めてください。

ペアレンティング実践のポイント

厳しすぎる対応はNG

ゲームやスマホの動画視聴などがなかなかやめられないのはADHDの特性からくるものです。だらしなかったり、親に反発したりしているのではないことを理解したうえで、厳しすぎる対応はしないようにしましょう。

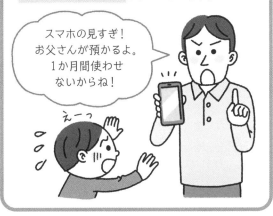

スマホの見すぎ！
お父さんが預かるよ。
1か月間使わせ
ないからね！

えーっ

ゲームに代わる活動を

深夜までゲームに没頭すると、寝不足から昼間眠くなってしまうといった睡眠リズムの問題も起こり得ます。就寝前に、ゲームやスマホに代わる活動（読み聞かせなど）を取り入れ、スムーズな入眠を促す工夫が必要です。

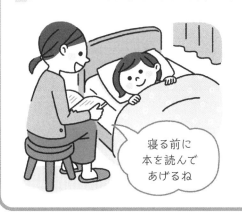

寝る前に
本を読んで
あげるね

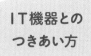

IT機器との
つきあい方

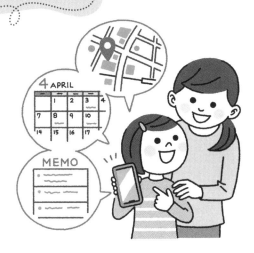

適切な距離を保ち、
依存しないように活用していく

スマホやパソコンなどのIT機器は、カレンダーやメモ、リマインダーなどの機能が備わっており、不注意や忘れっぽさのあるADHDの人にとっては、非常に便利なツールとして活用できるものです。ですから、「のめり込むくらいなら、まったく使わせない」ということではなく、便利な機能はうまく活用しながら、ルールを決めて、依存しない範囲で使うことが望ましいといえます。子どもが成長し、自分で上手に管理できるようになるまで、適切な距離を保ちながら親が見守っていくことが求められます。

困りごと
18

お手伝いをしない

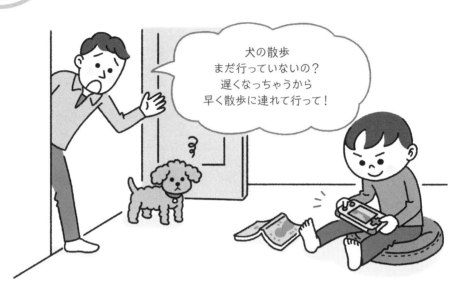

犬の散歩
まだ行っていないの？
遅くなっちゃうから
早く散歩に連れて行って！

「子どもにお手伝いをさせるとよい」と聞いたので、簡単な仕事を任せています。しかし、やらずにほかのきょうだいや親が肩代わりすることもしばしばです。役割を担わせることで、家族の一員としての自覚も芽生えると思ったのですが、うまくいきません。自分の身の回りのこともまだきちんとできないので、お手伝いをやらせるのは早すぎるのでしょうか。

どんな原因があると思いますか？

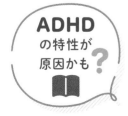

ADHD
の特性が
原因かも？

▼ 不注意

自分が夢中になっていることがあると、ほかのことに気が回らなくなるのがADHDの特徴です。お手伝いをしなければならないとわかっていても、自分の気持ちや行動を適切にコントロールすることができません。また、お手伝いをすること自体をうっかり忘れてしまったり、自分が担っていた仕事のやり方などを忘れてしまったりしている可能性もあります。お手伝いをやっている途中でほかのことに気が移り、最後までやり遂げられないケースもあります。

こんな環境になっていませんか？

環境に原因があるかも？

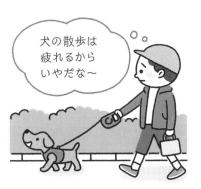

犬の散歩は疲れるからいやだな〜

本人がやりたくないお手伝い

どんなお手伝いをお願いしたらよいかは、子どもの意思を尊重して決めましょう。本人の関心が低い仕事や、年齢やスキルレベルに合っていないお手伝いでは、やる気も失せてしまいます。

家族全員が役割を担っていない

ほかの家族が家事分担をしていないのに、その子どもにだけお手伝いをさせるべきではありません。一人だけにやらせたのでは、家族の連帯感は生まれず、不公平感につながるだけです。家族全員が最低1つは家事を担当し、お互いに助け合い、感謝し合える関係性をつくることが大切です。

こんな行動していませんか？

親の行動に原因があるかも？

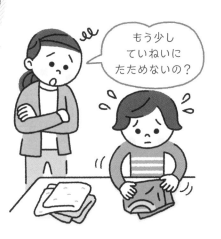

もう少していねいにたためないの？

親が手や口を出したり肩代わりをしたりする

子どもに担当させたお手伝いは、手出し口出しをせずに子どもに100％任せて、失敗しても叱ったりせめたりしないようにします。また、親が代わりにやってしまうと、子どもは達成感を得られないまま、自分が役割を果たせなかったという無力感も覚えることになります。自信をなくし、自尊感情も育まれません。

コラム

年少児にふさわしいお手伝いとは？

幼い子どもに任せるお手伝いに、「本当に親の役に立つ」レベルは求めないようにしましょう。家族の一員としての役割を担うことが重要なのです。ですから、難しい仕事をやらせて、かえって子どもが自信をなくしてしまうことのないように留意します。子どもの得意なことや、軽々とこなせるレベルのお手伝いを担ってもらうのがコツです。もし、失敗してもせめたりしないようにしましょう。

ペアレンティングを実践してみよう!

家族一人一人が役割を担う

休日の家事

平日の家事

お風呂掃除

洗たく物をたたむ

家事は基本的に家族で分担します。子どもにも、できそうな家事を担ってもらいましょう。一人一人が最低限、1つは家事を担うようにします。家族で協力し合う意識をもつことが大切です。

だれがどの家事を担うのかは、家族で話し合って決めましょう。各自が得意なこと、好きなことで役割を担えることが望ましいといえます。本人がやりたくないことを無理強いしないようにします。

「ほめる」&「感謝する」が大切

家事を担ってくれた家族にはほかの家族がほめて、感謝をしましょう。たとえ上手にできなかったとしても、がんばって取り組んだことを評価すべきです。

お手伝いができたらほめる

お手伝いをやったときは、そのつどほめましょう。ほめることで、子どもも達成感を覚え、自信をつけることができます。

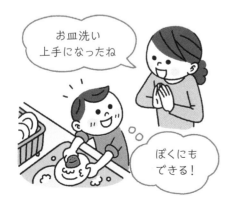

お皿洗い上手になったね

ぼくにもできる!

お互いが感謝し合う

家事を担ってくれた人に、みんなが「ありがとう」とことばをかける習慣をつけましょう。感謝されることで、モチベーションがあがります。

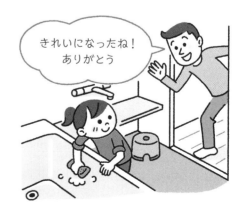

きれいになったね!ありがとう

ペアレンティング実践のポイント

スモールステップを活用する

「スモールステップ」の詳しい解説は **116ページ参照**

基本的に、子どもの年齢やスキルレベルに合わせたお手伝いをさせますが、「難しいけれどやってみたい」という意欲が本人にあるのであれば、少し難しいことに挑戦してもらってもよいでしょう。やり方を教えたうえで、できるところから部分的に手伝ってもらいます。

事例 「洗たく物をたたむ」お手伝いに挑戦する

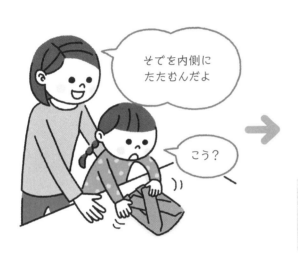

そでを内側に
たたむんだよ

こう？

そでのある服をたたむことが難しいケースでは…

できることから少しずつやらせる

＝

「スモールステップ」

大きな目標に到達するまでのプロセスを細かいステップに分け、ステップに到達するごとに達成感を得ながら、最終目標にたどり着かせる手法です。

スモールステップの例

※「洗たく物をたたむ」お手伝いを、難易度をもとに4つのステップに分け、易しいステップから順にクリアさせていき、最後は全ステップができるようにする。

STEP 1
たたまれた洗たく物を運んで所定の場所にしまう

→

STEP 2
たたみやすいタオルやハンカチだけたたむ

→

STEP 3
そでのある服もたたむ

→

STEP 4
洗たく物を取り込むところからたたんで所定の場所にしまうまでを通してやる

困りごと 19 園や学校に行きたがらない

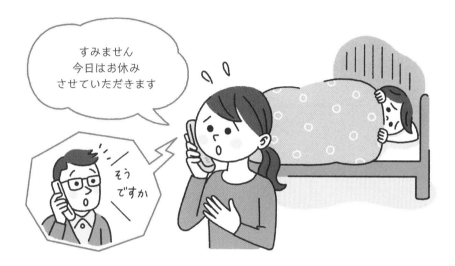

最近、登校しぶりをすることが増えてきました。朝、なかなか起きられなかったり、目が覚めても「具合が悪い」と言って横になったままだったりします。つらそうなときは学校に連絡しお休みをもらっていますが、このまま「休みぐせ」がついてしまうのではないかと心配です。学校でいやなことがあるのかもしれませんが、あまり話したがらないので見守るようにしています。

どんな原因があると思いますか？

登校しぶりの原因はADHD？

ADHDのある子どもが、幼稚園や保育園、学校などに行きたがらない場合、その直接の原因が「ADHDの特性にある」とはいえません。ADHDの子どもが園や学校の集団生活になじみにくいケースは見かけますが、そのことが直接、登園しぶりや登校しぶりにつながるものではないでしょう。集団生活になじみにくい子は、ADHDでなくてもたくさんいます。その子たちが園や学校に行きたがらなくなる場合、そこにADHDという原因は存在しないからです。

環境 に原因が あるかも ?

こんな環境になっていませんか？

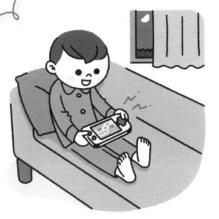

不規則な生活時間

朝なかなか起きられないというケースでは、夜ふかしなどをしていて生活リズムが乱れてしまっていることが考えられます。ゲームなどを夜通しやっていて、睡眠不足に陥っている可能性もあるでしょう。不規則な生活が原因で、心身の不調をきたしている場合もあります。

園や学校での生活環境に問題がある

園や学校でいやなことがあるのかもしれません。先生からよく叱られる、苦手な教科がある、友だちからいじめられている、授業についていけない、子どもにとって不快な環境（教室内がうるさいなど）があるなど、さまざまな理由が考えられます。

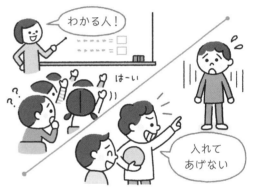

原因を突き止めることが重要

アドバイス　原因を取り除くことが不可欠

登校しぶりや不登校の対応では、何が原因で学校に行きたくないのかを把握することがきわめて重要です。本人が「学校に行きたい」と思うようになるためには、その原因を取り除くことが不可欠だからです。原因がよくわからない状態や、原因が取り除けない状態のままで、本人に、気持ちを奮い立たせて学校に行くように説得すれば、ますます足が遠のいてしまうでしょう。学校に原因があるときは、学校に相談し、子どもが過ごしやすくなるよう、環境改善などの支援をしてもらう必要があります。

ペアレンティングを実践してみよう！

学校に行かせようとしない

本人が「行きたくない」と言っているときには、無理に学校に行かせようとしないようにします。

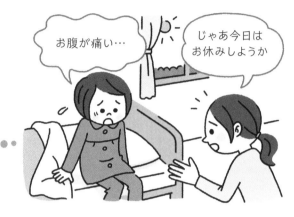

お腹が痛い…

じゃあ今日は
お休みしようか

その日はひとまず
休ませる

「学校に行きたくないのはなぜか」を探る

体調がすぐれなくて1〜2日学校を休むことはだれにでもあります。しかし、連日行きたがらない、最近「行きたくない」と言う日が増えたという場合、どんな問題がかかわっているのか探る必要があるでしょう。

子どもに直接聞いてみる

行きたくない原因を本人がわかっているのであれば、子どもから直接聞いてみます。ただし、言いたがらない場合には無理に聞き出さず、「話したくなったら聞かせて」と告げておきます。

担任の先生に相談する

子どもにも原因がよくわからない場合、あるいは原因を親に言いたがらない場合は、学校の先生に相談してみましょう。先生の気づきがあるかもしれません。また、子どものようすを注意深く見てもらえるきっかけになるでしょう。

ミニ Q & A

Q 子どもの言いなりになって休ませていたら、「休みぐせ」がついてしまいませんか？

A 「休みぐせ」の心配をしてしまう親は、「子どもは学校に行くべき」という価値観にとらわれすぎているのだと思います。その子にとって、学校が居心地が悪く、自分の力を発揮できない場だとすれば、そこにわざわざ行ってストレスに耐える必要があるでしょうか。状況によっては、学校に行くことが「正解」ではない場合もあることを心得ておくべきでしょう。

原因別に対応を考える

対応のしかたは原因によって異なります。ここでは、2つのケースを取り上げて対応例を紹介します。

原因1 睡眠不足で朝起きられない

生活リズムの
改善に取り組む

例
- ●ゲームやスマホにさわる時間を制限する
- ●就寝前にゲームやスマホは親が預かる
- ●1日の生活スケジュールを決めて実践させる

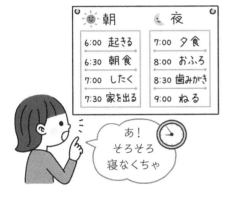

家庭でいろいろな取り組みをしてみても、睡眠リズムの乱れが改善しない場合は、睡眠障害などの可能性もあります。心配なときは、専門家である医師に相談してみましょう。

原因2 先生に叱られるのが怖い

学校に相談し
接し方に配慮してもらう

例　学校に子どもの気持ちを伝え、先生に子どもへの接し方に配慮してもらえるよう相談する

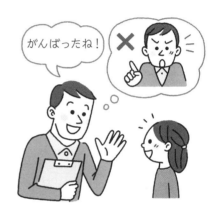

担任の先生に相談しても前向きな回答がもらえない場合は、学年主任の先生や副校長先生にもかけ合ってみましょう。こうした問題は、学校全体で対応してもらえることになっているはずです。

コラム

学校を休んでいる間の留意点

学校を休んでいる間に、家での生活に慣れてしまい、ますます登校が難しくなってしまう場合があります。最初に休むときに、「○日には登校しようね」と期限を区切るとよいでしょう。休んでいる間は、担任の先生とこまめに連絡をとり合い、子どもにも先生と直接話をさせましょう。「もう学校には自分の居場所がない」「自分を待ってくれている仲間はいない」と思わせてしまわないことが大切です。教室に入ることに抵抗感を覚える子どももいます。その場合は、「教室登校」にこだわらず、保健室などで過ごしてもよいことを学校に約束してもらいましょう。

不登校とADHD

ADHDは不登校の原因？

現在、日本には、約30万人の学校に行かない子どもたち（不登校児）がいると言われていますが、「不登校の大きな原因としてADHDを含む発達障害がある」という意見があります。

たしかに、ADHDのある子どもの特性である、席につかない、忘れ物が多い、授業中おしゃべりをしてしまう、順番を待てないといった行動（「DSM-5のADHDの診断基準」13ページ参照）が、先生やクラスメートとの摩擦を引き起こし、そのことが本人のストレスとなって学校に行くのがいやになるといった説明は、不登校の原因として発達障害があることをうまく説明しているようにも見えます。

私が診察している200名以上のADHDのある子どもの中にも、不登校となっている子どもがいます。しかし、不登校になっている子どもの数はその200名以上のうち数名しかいません。

原因はさまざま

関西のある県では、不登校になっている子どもたちにその理由を聞いたところ、最も多かったきっかけは「先生が合わない、怖い、体罰がある、不信感」だったという報道もありました。

不登校を主訴として、私の外来を訪れた、ある小学校低学年の子どもと話をしていたところ、「給食がなければ学校に行きたい」と言っていました。よく聞くと、担任の先生が、給食を食べ終わった子どもたちに、給食を食べることに時間がかかるその子のことを応援するように話したそうです。そのため、クラスメートは給食を食べているその子をみんなで囲んで、「○○さんがんばれ」と応援するということが原因でした。

また、別の子どもは、担任の先生の指導が厳格で、教室で指示に従わないと大きな声を出すことが原因になっていました。ここに例としてあげたのは、主に先生との関係についてですが、不登校の原因はそれだけではなく、友人関係、あるいは勉強についていくのが大変など実態はさまざまです。

また、さがしてみてもはっきりとその原因を特定できない場合も少なくないようです。これらのことからも、ADHDなどの発達障害が不登校の大きな原因であるという考え方には根拠がないと思っています。

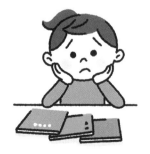

3章

知識

ペアレンティングに
使える技術と
支援ツール

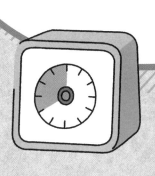

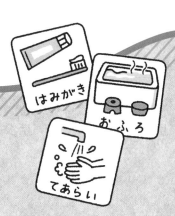

役立つ技術と支援ツール

ここでは、ペアレンティングの実践に役立つ基本的な技術や
活用するポイント、役立つツールなどについて詳しく紹介していきます。

行動療法

「行動療法」とは、さまざまな動機づけを行うことによって、子どもが不適切な行動をとりにくくし、望ましい行動をとりやすく誘導する治療法です。基本的には、望ましい行動がとれたときには親がほめ、不適切な行動をとったときには親がスルーしたり、ペナルティを与えたりすることで、子どもがどのような行動をとったらよいのかを判断できるように導きます。

親がとってしまいがちな行動

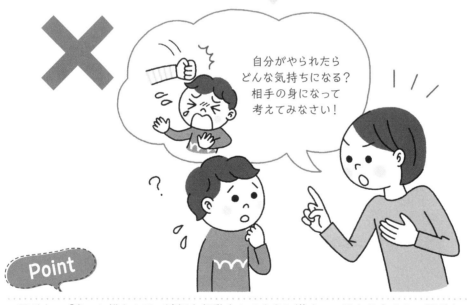

自分がやられたら
どんな気持ちになる？
相手の身になって
考えてみなさい！

Point

子どもの「心」に働きかけて適切な行動をとるように導くのではありません。子どものとる「行動」のみに着目し、適切な行動をとりやすくするための「ごほうび」と、不適切な行動をとりにくくするための「ペナルティ」を使い分けながら、子どもの正しい判断を促します。

適切な行動を増やす方法

❶ きっかけ
学校から帰宅後、あそびに行くか、宿題に取りかかるか考える

❷ 行動
宿題を先にやろうと判断して実行する

❸ 結果
自分の判断で宿題を先にやったことを、親がほめる

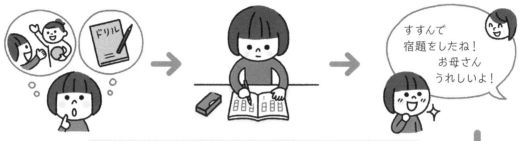

すすんで宿題をしたね！お母さんうれしいよ！

❷でとった行動を、次からもとろうとするようになる

不適切な行動を減らす方法

❶ きっかけ
店先でほしいおもちゃを見つけるが、「買わない」と言われる

❷ 行動
おもちゃを買ってほしいと強く要求し、泣いてアピールする

❸ 結果
泣いてアピールしたことが、親からスルーされる

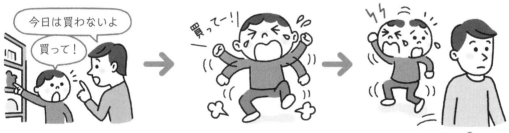

今日は買わないよ

買って！

買ってー！！

❷でとった行動を、次からはとろうとしなくなる

「ごほうび」や「ペナルティ」で子どもをコントロールしてよいの？

「ごほうび」をあげたり、「ペナルティ」を与えたりすることで、子どもの行動をコントロールすることに抵抗をもつ親もいるかもしれません。しかし、理屈で説明しても、それを踏まえて自己コントロールできないのが、ＡＤＨＤの特徴です。本人も自己コントロールができないことで苦しんでいるのです。行動療法は、子どもの「心」をコントロールするのではなく、あくまで子どもの「行動」をコントロールするものです。ですから、子ども自身が適切な判断や行動をとれるようにサポートすることは間違っていません。適切な行動が増えることで、周囲との衝突が減り、大人からほめられる機会が増えれば、人間関係が円滑になり、自己肯定感も向上することになるのです。

ほめ方

「小さなことでいちいちほめていたら、子どもがいい気になる」と、よほどの成果をあげない限り、わが子をほめようとしない親が少なくありません。しかし、ほめることには大きな意味があります。ほめることによって、「あなたのとった行動は正しい。その行動をもっとやってほしい」という親からのメッセージを、わかりやすく子どもに伝えることができるからです。

良いほめ方

❶ 行動・行為をほめる

「いい子ね」と人格をほめるのではなく、「○○ができてえらかったよ」と子どもがとった行動・行為をほめる

❸ 視線を合わせて、ストレートに喜びを表現する

子どもと目を合わせ、こちらに関心が向いていることを確認したうえで、うれしい表情を示しながら、ハグなどをして喜びを伝える

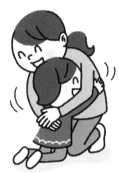

❷ その場ですぐにほめる

良い行動をしはじめたらすぐ、または、行動をしている最中、あるいは、直後にほめる

❹ 短いことばでわかりやすくほめる

子どもでもよくわかる簡単なことばを使い、短いメッセージで感謝を伝える

❺ 他人と比較せずにほめる

「○○さんよりよくできた」といったほめ方はNG。競争心をあおるようなことはしない

❻ 皮肉を交えたり難点を指摘したりしない

「上手だったけど、こうすればもっとよかった」というほめ方はNG。ほめられたうれしさが半減してしまう

ほめるときに使いたいことば

「すばらしい」「すごい」「えらい」「ありがとう」など、肯定的なことばを使い、「○○ができたのはすばらしいよ!」といった言い方をしましょう。

もう一人にほめてもらう

親がほめたあと、子どものよかった行動をもう一人の大人(妻や夫、祖父母など)からもほめてもらうと、子どもの喜びと自信は倍増します。

「ほめる」とは?

「ほめる」は、「おだてる」という意味ではありません。親が子どもを「肯定的に認める」ということです。一般的な「ほめる」という行為に加え、「感謝する」「励ます」「関心を向ける」といった行動は、すべて「ほめる」と同じであり、子どもの自己肯定感を向上させることにつながります。

注意のしかた

子どもが好ましくない行動をとったときは、基本的には「スルー」します。しかし、公共の場など、親がスルーすることが難しい状況もあるでしょう。そこでは、注意せざるを得ません。また、危険をともなう場面などでは、すぐに注意しなければならないこともあります。そうしたケースで、効果的に注意するにはどうしたらよいのか、ポイントをまとめました。

効果的な注意のしかた

❶ 叱らない
子どもの行動が間違っていることを伝えるだけでよく、叱ったり、せめたりはしない

❷ 怒らない・威圧しない
感情的にならないこと。大きな声、強い口調、怖い表情で、子どもを威圧しない

❸ 否定語を使わない
否定的なことばで注意するのではなく、ストレートなことばで子どもにわかりやすく伝える

例 「○○してはダメ」 ➡ 「○○しなさい」

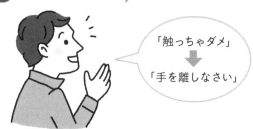

「触っちゃダメ」
⬇
「手を離しなさい」

❹ 行動・行為を注意する
どの行動・行為がよくなかったのかを具体的に注意する。人格を否定するのではない

❺ 短いことばでわかりやすく注意する
子どもにもわかりやすいことばで、簡潔に注意する。長いお説教は逆効果

❻ すぐに注意する
間違った行動をしたとき、すぐに注意することが重要。子ども自身がどの行動が間違っていたのかをわかりやすいように伝える

「注意」から「スルー」へ

ペアレンティングで目ざすのは、子どもが自発的に適切な行動をとれるようにすることです。誤った行動をとりそうになったとき、自分で「いけない」と気づいて、やめることができるようになることが望ましいのです。そのためには、親も同じような場面で同じ注意をくり返さないようにする必要があります。もし、すでに注意をしてしまっていたら、次の機会では、「スルー」しましょう。親が自分に関心を向けなくなった理由に気づき、間違った行動を自らやめられたら、「成功」です。存分にほめてあげましょう。

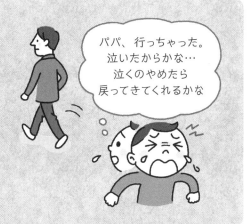

パパ、行っちゃった。泣いたからかな…泣くのやめたら戻ってきてくれるかな

「トークンエコノミー」

好ましい行動がとれたときにシールやポイントをあげ、一定数たまったら、好きな活動や物と交換できるシステムです。シールやポイントをためようと、良い行動をとるようになれば、ほめられる機会が増え、自信にもつながります。親が注意しなくなることで、親子関係も良好になります。

トークンエコノミーの導入例

重要 | **トークンエコノミーをやるかどうか、子どもと話し合って決める** | 親が一方的に導入するのではなく、子どもにトークンエコノミーをやりたいかどうか聞いて、本人がやる気になればやってみる

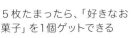 **事例1** シールやスタンプをためる
ドリルを1日2ページやったら
シールを1枚あげる

↓

5枚たまったら、「好きなお菓子」を1個ゲットできる

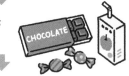

↓

シールが10枚たまるまで待つと、「週末のお出かけ」に連れて行ってもらえる
※子どもに好きなほうを選ばせます。

事例2 ポイントをためる
言われてすぐにお風呂に入ったら
ポイントを10点あげる

↓

ポイントが30点になったら、「ゲームの時間」を15分間延長できる

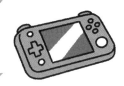

↓

お風呂にすぐに入らなかったら、－5点のペナルティを与える
※ポイントは、減点方式も取り入れることができます。

シートなどは見えやすい場所に掲示する

シールやポイントがどれくらいたまったかを常に見えるようにしておくことが重要です。「あと1枚でお菓子がもらえる！」というふうに思えることが、モチベーションにつながるからです。

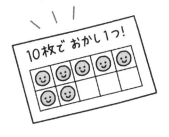

※ここで紹介したやり方はあくまで一例です。子どもの年齢や特性、各家庭の考え方や価値観に応じて適宜決めてください。

トークンエコノミーの注意点

● トークンエコノミーにはじめて取り組むときは、ゴールを低めに設定する
（なかなかゴールに到達しないと、あきらめてしまう）
● シールやポイントをあげる条件を厳しくしすぎない（モチベーションをさげないため）
● 子どもの意見も取り入れながら、実情に合わせてルールなどは臨機応変に変えていく

タイムアウト

子どもが乱暴なことばを使ったり、物や人に当たったりしたときなどに、ペナルティとして、あそびや活動の場から離れた、退屈な一人の空間に短時間置きます（タイムアウト）。本人が冷静になり、自分のとった行動が間違っていたと気づけば、再びあそびや活動の場に戻します。

タイムアウトの導入例

| **重要** | **タイムアウトのルールを、子どもと話し合って決める** | どんなケースでタイムアウトを使うのか、親が一方的に決めるのではなく条件やルールについて子どもと話し合い、本人の同意を得たうえで導入する |

事例1 弟のおもちゃを取り上げた

⬇

「おもちゃを返さなければ、タイムアウトだよ」と警告する

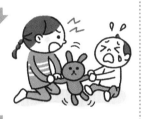

⬇

おもちゃをすぐに返したらほめる

返さなければ、「隣の部屋に5分間いなさい」と言ってタイムアウトを実行する（タイマーを5分にセットし、アラームが鳴ったらタイムアウト終了）
※タイムアウトの間、弟は部屋にいたまま、おもちゃで自由にあそばせます。

事例2 ゲームに負けそうになり泣きわめいてゲームを中断させた

「泣くのをやめて、ゲームの続きをやりましょう。できなければ、タイムアウトだよ」と警告する

すぐに泣きやんだらほめる

泣きやまなかったら、「隅のいすに10分間座っていなさい」と言ってタイムアウトを実行する（タイマーを10分にセットし、アラームが鳴ったらタイムアウト終了）
※タイムアウトの間、家族はゲームを続行します（できるだけ楽しそうに）。

※ここで紹介したやり方はあくまで一例です。子どもの年齢や特性、各家庭の考え方や価値観に応じて、導入条件やタイムアウトの時間は適宜決めてください。

タイムアウトの注意点

●「タイムアウト」を言い渡すときは、怒り口調ではなく、淡々と告げる
●タイムアウトの時間は長すぎなくてよい。一般的には「年齢×1分」が適当といわれている
●タイムアウトを行う前もあとも、お説教はしない
●タイムアウトさせる場所は、「一人になって興奮を静められる場所」がよい。家族から完全に切り離された場所ではなく、家族に近い場所であって、「仲間から外された」と感じるところを選ぶ。押し入れや物置のような、暗く怖い場所は不適当

スモールステップ

子どもの現在の能力やスキルでは、全部をやり遂げることができないような課題、作業などに取り組ませるときに用いる手法です。課題・作業の工程を細分化し、できるところから少しずつやらせて、最終体には全工程ができるようにステップアップさせていきます。工程の細分化だけでなく、到達度を細分化し、低い目標から高い目標へとレベルアップさせるやり方もあります。

スモールステップの導入例

事例 できる工程を増やしていく
お手伝いの「食後の片づけ」に取り組む

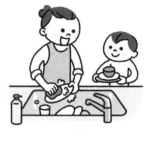

STEP 1
（難易度：易） 食器を下げてキッチンまで運ぶ

STEP 2
（難易度：易） 拭いた食器を食器棚にしまう

STEP 3
（難易度：中） 親が洗った食器を布巾で拭く

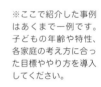

※ここで紹介した事例はあくまで一例です。子どもの年齢や特性、各家庭の考え方に合った目標ややり方を導入してください。

STEP 4
（難易度：難） 洗剤を使って食器を洗う

食器を下げて、洗い、布巾で拭き、食器棚にしまうところまで通してやる

ステップに到達するごとに、おおいにほめる

スモールステップに取り組む際の注意点

● ステップは細かく分け、達成目標は低めに設定する(ほめるチャンスを増やすため)
● 失敗しても、決して叱らない
● ステップが順調にあがっていくわけではない。あるステップに長くとどまったり、ステップが後退したりすることもあると、心得ておく(急かさない)
● ステップに到達しなくても、がんばったことや進歩したことを評価してほめる

「かんしゃくのおさめ方・回避法」

衝動性の強さと感情コントロールの難しさから、ささいなことでかんしゃくを起こしてしまう子どももいます。しかし、一定以上の年齢になると、自分がかんしゃくを起こしやすいことに気づき、カッとなる前にかんしゃくを抑えようと考えるようになります。親がサポートしなくても、怒りを爆発させる前に、自分なりの方法で怒りの気持ちをコントロールできることを目ざします。

かんしゃくのおさめ方の例

一度起こってしまったかんしゃくは、時間をおいて静まるのを待つしかありません。

例 静かで薄暗いスペースでクールダウン

段ボール箱の隠れ家 | パーティションで仕切ったスペース

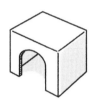

別室である必要はありませんので、部屋の中に一人になれるスペースをつくります。

例 パンチングなどをして怒りを発散

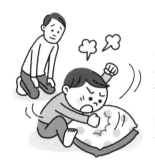

クッションなどをパンチして、怒りを発散させるとよいでしょう。けがをするといけないので、大人がそばで見守ること。ただし、声かけやタッチはしません。

かんしゃくの回避法の例

かんしゃくの元となるストレスを取り除く

眠気・空腹・暑さ・体調不良・疲れ　など

これらのストレスが、イライラをつのらせ、怒りを誘発してしまいます。

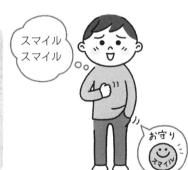

スマイル
スマイル

お守り
スマイル

怒りが頂点に達する直前に、ひと呼吸おき、気持ちを切り替えて、かんしゃくが起こらないようにする方法を、子どもに身につけてもらいます。

●ポケットのお守りをさわり、「おまじない」を唱える
●深呼吸をする
●水を飲む
●心の中でカウントダウンするなど

どちらも子どもに合った方法を一緒に見つけましょう

支援ツールの活用

ＡＤＨＤの人が苦手な部分をカバーできるさまざまなツールがあります。子どもの特性を踏まえたグッズを活用することは生活支援につながります。既製品の活用とあわせて、各家庭で、その子どもに合ったものを作成してみましょう。

「既製品」にはこんなものがあります

リーディングトラッカー

教科書などを読むときに、行を飛ばしてしまいやすい人にとって便利なツールです。

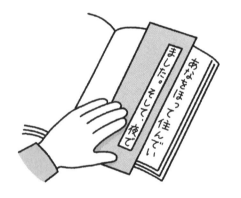

タイマー

時間感覚がつかみにくい人にとって、残り時間が視覚的にわかる便利な時計です。

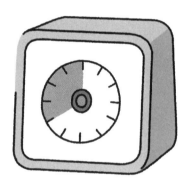

絵カード、サイン

指示を出すときや危険を知らせるときなどに、視覚的に伝えることができるツールです。市販のものもありますが、手づくりするのもおすすめです。

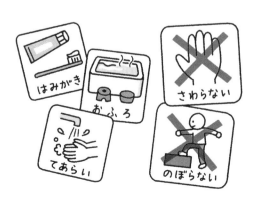

迷子ひも（子ども用ハーネス）

外出時に、親の手を離してすぐにどこかに行ってしまう子どもには欠かせないアイテムです。ハーネスタイプやリュックタイプがあります。

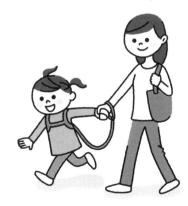

子どもに合わせたツールを

既製品では、一人一人の子どもの事情に合わないこともあります。その場合は、子どもに合うものを手づくりしましょう。家庭内で使うものなので、細かい点は一切気にする必要はありません。子どもが見てわかるもの、使いやすいものならOK!

子どもや家庭の事情に合わせた「手づくりグッズ」もおすすめ!

スケジュール表

生活習慣を整えるために、1日のスケジュール表をつくっておくとよいでしょう。よく見える場所に掲示しておき、子どもが自分で確認しながら実行できるようにします。

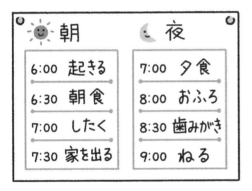

手順書

生活の動作やお手伝いのやり方などで、手順を間違えたり忘れたりしないよう掲示しておくと便利です。

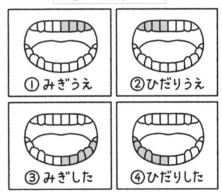

手づくりパーティション

気が散りやすい子どもには、机の周りを囲むパーティションを立てると集中しやすくなります。プラスチック段ボールにカッターで浅く切れ込みを入れて折り曲げれば簡単につくれます。

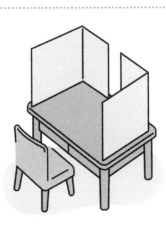

マインドフルネス

最近注目されている「マインドフルネス」は、ＡＤＨＤの人の不注意、多動性、衝動性、感情のコントロールの改善に、また大人だけでなく、子どもに対しても効果があることが明らかになっています。最初に、親がやってみて効果を実感し、慣れてきたら子どもを誘い、親子で一緒に取り組むとよいでしょう。

マインドフルネスとは

現在自分が経験していることに対して一切の判断はせず、起きていることにのみ意識を向け、集中する心のトレーニングです。その状態になることで、さまざまな「気づき」が得られます。

気軽にできるマインドフルネスの例

簡単なマインドフルネスのトレーニング例を紹介します。

そ〜っとネコ歩き

ネコのように、ゆっくり、そ〜っと歩くトレーニング

❶ひざを少し曲げ、片脚をゆっくり上げてつま先から
そっと床に下ろす
❷床に着いたときの足裏の感触をしっかり確認する
❸その足にゆっくり体重をかけながら、もう一方の脚
も同じようにゆっくり上げてつま先から下ろす

➡ ここまでを
くり返す

スローダウンゲーム

日常の行動をスローモーションのようにゆっくりやるゲーム

●5分間ゆっくりおしゃべりをする
●食事の間、5分間できるだけゆっくり食べる
●これから1時間は、家の中を移動するときにできるだけゆっくり歩く
※きょうだいや家族全員でゲームに参加して、「一番ゆっくりできた人が勝ち」としてもよいでしょう。

1日数分間
取り組むだけで
効果があります。
ただし、毎日続ける
ことが大切です

マインドフルネスの注意点

●トレーニング中に、「いまどんな感じがする？」と子どもに聞いて、「気づき」を促すとよい

●上手にできるようになることを目ざすのではない。やることに意義がある

●子ども一人にさせるよりは、家族みんなで取り組むほうが効果的

4章

心をつなぐ

ペアレンティングを
無理なく続ける
ために

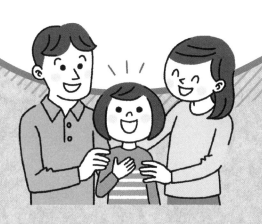

ペアレンティングは親と子両方のためのもの

失望せず、あきらめず、希望をもつ

　ＡＤＨＤの子どもの育児は大変です。子ども自身がとまどい、悩み、苦しんでいることも確かなのですが、その親も困惑し、苦悩し、疲弊します。しかし、ＡＤＨＤの特性をもって生まれた子どもを恨まないでほしいですし、その子どもをどうにもしてあげられない自分も恨まないでほしいと思います。

　子どもも親も、何も悪くありません。せめられる必要もありません。どちらも、ただ一生懸命日常を生きているだけです。

　もし、これまでＡＤＨＤの子どもを叱ってばかりいたのであれば、今日からはできるだけ叱らないようにしましょう。そして、子どもの行動をほめたことがほとんどないのであれば、今日からは何か１つ、よくできたこと（あるいは、当たり前のことでも、それを明日もやってほしいと思うのであれば、そのこと）を「よくできているよ」とほめましょう。

　心の余裕がなくて、「それすらできない」というのであれば、まず、自分の心の状態を回復させましょう。120ページで紹介した「マインドフルネス」を親自身が実践してみてもよいと思います。少し気持ちが楽になるのではないでしょうか。

　心の状態が少し整ったら、ペアレンティングをはじめます。ペアレンティングをはじめたら、「みるみる子どもが変わる」ということはありませんが、少しずつ変化を感じることができるようになるはずです。ＡＤＨＤという特性そのものを取り除くことはできませんが、その特性に自分で折り合いをつけつつ、日常生活を送ることはできるようになります。ペアレンティングはそうなるために親が子どもに行う「治療」です。

　「治療」できるのですから、「この子は社会でうまく生きていけないのではないか」と失望したり、「この子を受け入れてくれる場所は見つからないだろう」とあきらめたりせず、希望をもちましょう。

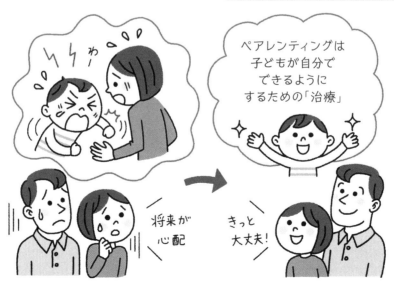

ペアレンティングは
子どもが自分で
できるように
するための「治療」

将来が心配

きっと大丈夫！

できることを1つだけやってみる

本書で紹介したペアレンティングは、やり方自体は決して難しいものではありません。

子どもが適切な行動をとったときは、できるだけほめ、不適切な行動をとったときはスルーし、適切な行動に切り替わったらほめます。なかなか切り替わらないときは、あらかじめ取り決めておいたペナルティを与えますが、次の機会に適切に行動できたらおおいにほめます。このパターンに従って対応すればよいのです。

しかし、「言うは易く行うは難し」です。親は子どもがどんなに「腹立たしい」行動をとっても叱ってはならず、「そんなこと、できて当然でしょ」という当たり前のことをしただけで、いちいちほめなければならないのです。昨日まで、朝から晩まで子どもを叱ってばかりいた親にとっては、自分の行動を180度転換させることに苦労するに違いありません。叱りたいところをグッとこらえなければならないのも、大変なストレスになるでしょう。

ですから、高い目標を掲げないようにしましょう。ひとまず、子どもの行動のなかの困った行動に1つ着目し、その行動が起きたときだけ、スルーをしてみましょう。あるいは、スルーが難しいのであれば、1日1つでよいので、子どもの適切な行動をほめましょう。それが「最初の一歩」になります。

「1つめ」の達成感を得ることが大切

「最初の1つめ」を実行できたら、結果の善しあしにかかわらず、ぜひ自分自身をほめてください。ペアレンティングに着手できただけで、素晴らしいことなのですから、ほめるに十分値します。やりはじめる前と、やりはじめたあとでは、子どもはさほど変わらないでしょう。しかし、あなた自身は大きく変わりました。「ペアレンティングを実践していない親」から、「ペアレンティングを実践している親」へとステップアップしたのです。うまくできているかどうかはわからないけれど、「何をやればよいか」はわかっている親になった、ということです。

子どもが多くの問題を抱えている場合、あれもこれも解決したいと、気ばかり焦るでしょう。しかし、最初は、ハードルの低そうな問題から着手したほうがよいでしょう。できるだけ早く成果を得て、親子で達成感を味わい、ともに自己肯定感を向上させ、自信をつけることが望ましいからです。1つめが成功すると、2つめをやろうというモチベーションにつながります。

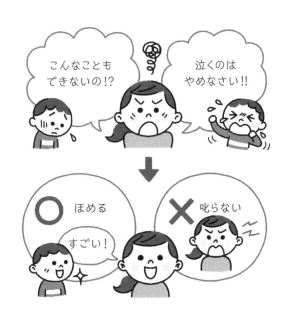

こんなこともできないの!?

泣くのはやめなさい!!

○ ほめる
すごい！

✕ 叱らない

どうやって子どもに接すればよいかがわかるようになったということは、「ペアレンティングの第一歩を踏み出した親になれた」ということです。

一人で抱え込むのは「危険」

ＡＤＨＤのペアレンティングは本当に大変です。ですから、それをだれか一人が全面的に請け負うことには無理があります。もし、その役割を主に母親が担っているのであれば、母親以外の人（父親、祖父母、親しい友人など）がすすんでサポートすべきです。

しかし、現実には、周りにいる人がそうした理解に乏しいケースが少なくありません。この本を読んでいる多くの人は、ＡＤＨＤのペアレンティングに主体的にかかわっている当事者でしょう。理解者に恵まれず、孤立している人もいるかもしれません。その場合は、遠慮なく周りのだれかに「ＨＥＬＰ」を出してほしいと思います。子どもがＡＤＨＤであるか否かにかかわらず、ペアレンティングにおいては「孤立」が最も「危険」だからです。

孤立した状態で、子どもと一対一で向き合っている時間が長引くと、かたよった見方や考え方にとらわれやすくなります。その結果、心の余裕がなくなり、過度にイライラして、正しい思考や判断を妨げてしまうのです。

追いつめられた親は、不安や怒りの感情を目の前の子どもにぶつけてしまいがちです。そうして、子どものことも追いつめてしまうことになるのです。

家族に協力してもらう

ペアレンティングをだれか一人に背負い込ませないためには、家族みんなにかかわってもらうよう働きかける必要があります。

ペアレンティングでは、子どもを適応行動に導くため、一定の条件のもとでペナルティを与えるなどのルールをもうけます。

ただし、こうしたルールは、ＡＤＨＤの子どもだけでなく、ほかのきょうだいや家族にも適用させるべきでしょう。行動や活動を規制する場合も、ＡＤＨＤの子どもだけではなく、ほかの家族も同じ規制を受けるほうがよいといえます。こうした生活ルールは、家族全員が守るルールでなければ意味がありません。そうでなければ、不公平になってしまうからです。

「食事の時間よ」と呼ばれたらすぐにダイニングに集まる、お風呂は決められた順番で間を空けることなくタイミングよく入る、寝る前には必ず歯みがきをする…。「みんなが守っているから、自分も守らなければならない」。ＡＤＨＤの子どもに、そう理解させることが重要なのです。

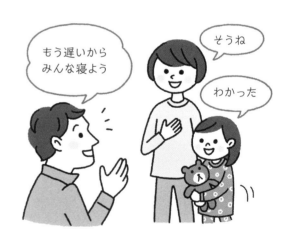

もう遅いからみんな寝よう

そうね

わかった

ＡＤＨＤの子に家族全員が日ごろからかかわり、コミュニケーションをとり合うことが大切です。生活ルールの遵守もＡＤＨＤの子だけでなく、ほかの家族も一緒に取り組むことで、本人も家族の一員であるという意識が芽生えます。

家族以外の「理解者」を見つける

　「HELP」を出す相手の第一候補は最も身近な家族となるケースが大半ですが、必ずしも家族にこだわる必要はありません。なんらかの事情で対象となる家族がいなかったり、頼りたいはずの家族が無理解だったりすることもあるでしょう。その場合は、相談にのってくれそうな身近な人をさがしましょう。

　たとえば、小児科のかかりつけ医、保育園や幼稚園、学校の先生、スクールカウンセラー、保健センターや児童相談所のなかには、ADHDをはじめとする発達障害への知識や対応経験もある人が見つかる可能性が高いといえます。そうした人に相談相手になってもらえることは有益です。

　また、ADHDの親の会や家族会などのサポートグループへの参加もおすすめです。最近はこうした活動が全国各地で展開されています。サポートグループでは、ADHDの子の親どうしが知り合いになることができ、有用な情報が得られ、同じ悩みをもつ相談相手を見つけることもできます。

　ADHDをよく知る相談相手がすぐに見つからないとしても、子育ての悩みやつらさを打ち明けられる人が見つかれば少しは救われます。あなたの話を黙って聞いてくれて、批判や否定はせずに、「大変なんだね」「がんばっているね」と認めてくれるような友人や知人に、「話だけでも聞いて」とお願いしてみましょう。胸にしまっていたことをことばにして、だれかに聞いてもらうだけでも、気持ちが楽になるものです。

　くれぐれも、あなたの子育てや考え方に真っ向から異を唱える人を相談相手に選択しないように気をつけてください。心が軽くなるどころか、自信が揺らぎ、不快な気分にさせられ、新たなストレスを抱え込むことになります。相談相手は、あなたの「理解者」であることが非常に重要だということを、胸にとどめておきましょう。

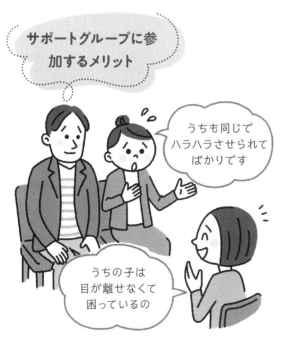

サポートグループに参加するメリット

うちも同じでハラハラさせられてばかりです

うちの子は目が離せなくて困っているの

- ●ADHDに関する情報をわかりやすく教えてもらえる
- ●ADHDの子どものさまざまなケースや、年齢があがってからの問題などを知ることができる
- ●ほかの親の体験談や困ったときの対応法、子どもとの良い関係性を保つコツなどを教えてもらえる
- ●共通の問題や悩みをもつ仲間として、わかり合える相談相手を見つけることができる
- ●独自にペアレントトレーニングを行っているグループもある

こんなに大変な思いを
しているのが
「自分だけではなかった」と
気づくだけで
心が救われます

より手厚い、やや長めの支援が必要なだけ

　子どもは日々成長し、発達を続けます。それは、定型発達の子も、ＡＤＨＤの子も同じです。ですから、いまの子どもの状態が、何年もそのまま続くことはありません。自己コントロールが利きにくいＡＤＨＤの子どもも、いつまでもコントロール不能というわけではありません。「この子はこのままで、将来どうなってしまうんだろう？」と悲観することはないのです。

　定型発達であっても、子どもというものは、そもそも自己コントロールが利きにくい存在です。ただ、定型発達の子どもたちは、親によるペアレンティングに少々難があっても、自分で習得して自己コントロールが利かせられるようになります。ＡＤＨＤの子どもの場合は、親や周りの大人のサポートが「多少手厚く、多少長めに必要になる」というだけです。子どもの発達に及ぼすペアレンティングの影響がより大きい、と言い換えることもできるでしょう。

　よその子どもと比べて、ペアレンティングをやや手厚くしなければならず、手が離れる時期もやや遅くなってしまいますが、そのぶん、「ペアレンティングのやりがいもある」と考えてみてはどうでしょうか。ものは考えようです。「大変、大変！」と思うのか、「子育てを楽しませてもらえている」と思うのか。ときどき、視点を変えてみることも必要です。

「少し先」の将来を考えてみる

　子どもが成長して進学し、環境が変わるとともに、子ども自身の課題やつまずきも変化することを想像してみましょう。

　一般的に、中学校以降は学校の先生によるサポートが減り、子ども一人一人の自主性に委ねられる事柄が増えてきます。ＡＤＨＤの子どもの場合は、「自主的に一人でやる」ことが苦手なので、しばらくの間、親のサポートが必要になることは否めません。よその子の親が、「子どもが大きくなって、手がかからなくなった」とホッとしているのを横目に、もうひと踏ん張りしなければならないことは覚悟しなければならないでしょう。

　課題や提出物、学習計画などについて、自己管理の不得意なＡＤＨＤの子どもに任せきりにすると、大概失敗します。失敗をして先生に叱られ、自己否定感を強めてしまう事態を避け、先生に叱られずにすみ（またはほめられ）、自己肯定感を高めるためにも、大きな失敗をしないように、親が気にかけてサポートする必要があります。

　一方で、思春期以降は、ＡＤＨＤの子どもも自我が芽生え、自分なりの考えをもち、アイデンティティを意識するようになります。そこに親が介入しすぎない配慮も必要です。少し距離をおいて見守る姿勢ももちましょう。

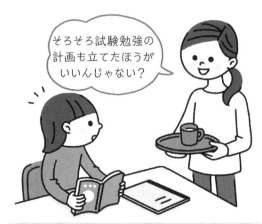

そろそろ試験勉強の計画も立てたほうがいいんじゃない？

一定の距離をおきつつも、注意深く子どもを見守り、さりげなく助言をするなどして、サポートを続けましょう。

ペアレンティングで大切なこと

あらためて、ＡＤＨＤの子どものペアレンティングを実践するうえで、重要なポイントをおさらいしましょう。

まず、叱らないことです。叱ってしまっては、「その行動はとってほしくない」という大切なメッセージが伝わらなくなってしまうからです。

逆に、ほめる機会を増やしましょう。親がほめたいときにほめるのではなく、子どもの行動が正しかったときや、「できて当然」のことでも続けてやってほしい行動であればほめます。親がほめることで、子どもに「その行動をとり続けてほしい」というメッセージが伝わります。そして、一度に何もかも解決しようとしないこと、最初から高い目標を掲げないことも大切です。１つずつ、一歩ずつ、スモールステップで取り組みましょう。

ＡＤＨＤの特性は変えられませんから、苦手なことを克服させるよりも、得意なことをより伸ばすという視点が求められます。どんなペアレンティングを行うとしても、本人の自信を失わせたり、敗北感を味わわせたりする結果にならない配慮が必要です。

そして、何よりも大切なことは、ペアレンティングを行う親自身が無理をしないということです。ペアレンティングの正しい方法がわかっていても、その通りにやることが精神的に大きな負担になってしまうこともあります。そのときには自分を追い込んでまでやる必要はありません。ペアレンティングは「短期決戦」ではありません。長く続けていかなければならないのですから、親も子どもも「苦しまないこと」が重要だといえます。

ペアレンティングはだれのためにあるのでしょうか。それは、当然、子どものためです。ですから、子どものために、親が視点を変えてみたり、多少の努力をしたり、自分がこだわっていた何かをあきらめたりしなければならないかもしれません。

しかし、それは許容範囲のなかでやりましょう。親が過大なストレスに押しつぶされたり、自己犠牲を払ったりしながらやるものではありません。なぜなら、親が満たされた心でいなければ、ペアレンティングはうまくいかず、子どもも満たされなくなってしまうからです。ペアレンティングは基本的には子どものためのものですが、親自身のためのものでもあるべきなのです。

ペアレンティングのポイント

- 叱らない、ネガティブなことを言わない
- ほめる機会を増やす
- いっぺんに多くの問題を解決しようとしない
- 目標は低めに設定する
- ＡＤＨＤの特性を否定しない
- 苦手の克服よりも、得意を伸ばす
- 親が無理をしない
- 親が子どもだけでなく自分自身もほめていく

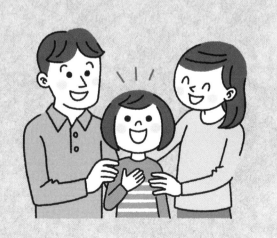

●著者
榊原洋一（さかきはら・よういち）

1951年東京都生まれ。東京大学医学部卒業。東京大学医学部講師、東京大学医学部附属病院小児科医長、お茶の水女子大学理事・副学長を経て、現在、お茶の水女子大学名誉教授。医学博士。発達神経学、神経生化学を専門とし、長年、発達障害児の医療に携わる。著書に『アスペルガー症候群と学習障害』『ササッとわかる最新「ADHD」対処法』（ともに講談社）、『最新図解 ADHDの子どもたちをサポートする本』『最新図解 自閉症スペクトラムの子どもたちをサポートする本』『最新図解 発達障害の子どもたちをサポートする本』（すべてナツメ社）、『発達障害の診断と治療 ADHDとASD』（診断と治療社）などがある。

- ●本文デザイン　　八木静香
- ●本文DTP　　　　有限会社ゼスト
- ●執筆協力　　　　石原順子
- ●イラスト　　　　有栖サチコ
- ●校正　　　　　　株式会社鷗来堂
- ●編集協力　　　　本庄奈美
- ●編集担当　　　　柳沢裕子（ナツメ出版企画株式会社）

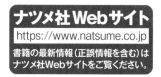

ナツメ社Webサイト
https://www.natsume.co.jp
書籍の最新情報（正誤情報を含む）はナツメ社Webサイトをご覧ください。

本書に関するお問い合わせは、書名・発行日・該当ページを明記の上、下記のいずれかの方法にてお送りください。電話でのお問い合わせはお受けしておりません。
・ナツメ社webサイトの問い合わせフォーム
　https://www.natsume.co.jp/contact
・FAX（03-3291-1305）
・郵送（下記、ナツメ出版企画株式会社宛て）
なお、回答までに日にちをいただく場合があります。正誤のお問い合わせ以外の書籍内容に関する解説・個別の相談は行っておりません。あらかじめご了承ください。

よくわかるＡＤＨＤの子どものペアレンティング 落ち着きのない子を自信をもって育てるために

2024年4月2日 初版発行

| 著　者 | 榊原洋一 | ©Sakakihara Yoichi, 2024 |
| 発行者 | 田村正隆 | |

発行所　　株式会社ナツメ社
　　　　　東京都千代田区神田神保町1-52ナツメ社ビル1F（〒101-0051）
　　　　　電話　03（3291）1257（代表）　　　FAX　03（3291）5761
　　　　　振替　00130-1-58661
制　作　　ナツメ出版企画株式会社
　　　　　東京都千代田区神田神保町1-52ナツメ社ビル3F（〒101-0051）
　　　　　電話　03（3295）3921（代表）
印刷所　　図書印刷株式会社

ISBN978-4-8163-7526-2　　　　　　　　　　　　　　　　Printed in Japan